思想觀念的帶動者

文化現象的觀察者

本土經驗的整理者

生命故事的關懷者

心靈工坊 PsyGarden

Holistic

探索身體，追求智性，呼喊靈性
攀向更高遠的意義與價值
是幸福，是恩典，更是內在心靈的基本需求
企求穿越回歸眞我的旅程

The Mindful Way through Depression

Freeing Yourself from Chronic Unhappiness

是情緒糟，不是你很糟

穿透憂鬱的內觀力量

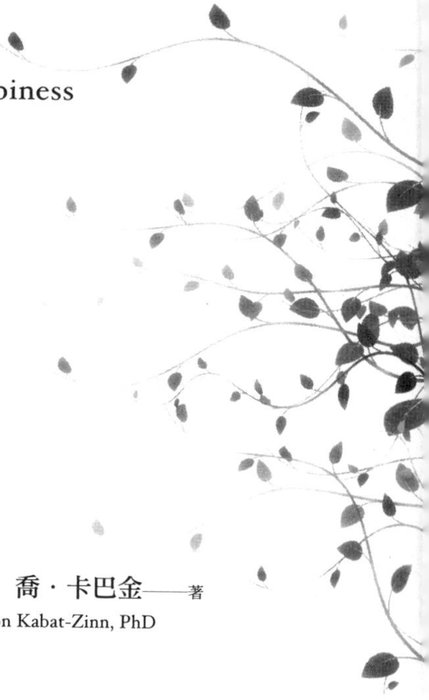

馬克・威廉斯　約翰・蒂斯岱　辛德・西格爾　喬・卡巴金——著

Mark Williams, PhD., John Teasdale, PhD., Zindel Segal, PhD., Jon Kabat-Zinn, PhD

許文耀 審閱　劉乃誌 等 譯

目次

【中文版推薦序】

日日是好日

南華大學生死學系副教授
李燕蕙

MBSR（Mindfulness-Based Stress Reduction，通譯為「正念減壓療法」）是卡巴金博士（Jon Kabat-Zinn, PhD）從一九七九年開始，在美國麻塞諸賽大學醫學院為病人開設的正念減壓課程，今日這方法在西方已被視爲結合東方禪修與西方心理治療的成功典範之一，目前全世界大約有三百個醫療中心提供病人正念療法的課程。除了應用在身心醫療領域外，也逐漸推廣於教育、監獄與企業等機構。一九九二年後，三位認知心理學家西格爾、威廉斯與蒂斯岱（Z.V. Segal, J.M.G. Williams and J.D. Teasdale）爲了研究治療憂鬱症的方法，發現MBSR與他們的治療理念很相近，於是開始學習並在其中加入認知行爲治療的理論與方法，發展出

MBCT（Mindfulness-Based Cognitive Therapy，「以內觀爲基礎的認知治療」，或譯「正念認知療法」），這也是本書的主要內容。

MBCT與MBSR的課程架構很相近，都是一期八週的課程，每週上課兩個半小時，課程帶領者的定位是「講師」（instructor），而非「治療師」（therapist），在課程中雖會帶領參與成員討論個人身心狀況，但基本上並不進行心理學定義下的「治療行動」。那麼「療癒」是如何發生的呢？無論是MBSR或MBCT都強調，課程老師教導的是自我療癒的理念、方法與支持，學員是否可以發生療癒，百分之九十九・九是自己要負責的，如果課程學習後回到日常生活中，能每日持續練習，才可能產生持久的心靈轉化與療癒。此外，MBSR與MBCT的專業訓練都要求受訓的講師，自己必須持續每日禪修與眞誠面對自己的生活，才有能力指導學員。因此，MBSR與MBCT講師與學員的關係，不像治療師與個案，而是名符其實的「同修道友」，講師只是受過專業訓練的「自覺覺他」學習者，面對多變的生活，講師與學員的情境是一樣的。

其實，在我初次聽到有一個「八週課程」可以對憂鬱症患者產生高度療效的說法時，是十分懷疑的。我也很好奇，如果是眞的，這位卡巴金先生是怎麼辦到的？從禪修經驗而言，如果觀察我自身與我所認識的長期學佛者，經過許許多多的八週，也不見得有什麼「特殊轉化」。從心理治療領域而言，無論哪個治療學派的應用，大多數也需幾個月以上的療程，才能產生持續性的療癒。八週，且每次上課才兩個半小時，就能產生療效？這如果不是魔術，可眞是奇蹟了?!帶著這樣的好奇，二〇〇九年夏天我到德國參加了MBSR與MBCT的研討會與短期課程，之後認眞閱讀相關文獻資料，才認識到，這可不是奇蹟，而是「有因有果」的歷程。

正念療法的根本理念可說絕對是佛家的，雖然它完全去除宗教信仰的色彩，西方絕大多數的課程參與者也非佛教徒。卡巴金博士說：「正念練習……要信任的對象不是任何外在權威，而是你自己的內在自性。正念要教導的不是對治（curing）而是自療（healing），對治是解除一切病痛的症狀，自療則是在較深的生命層次中轉化身心。」換言之，生命中無論是社會環境、家庭、人際或身體心理可能產生的苦難，是人類無法完全避免的。正念療法要訓練的，並不是「解除這些痛苦的方法」，而是發展能夠接納當下一切的生活能力，使自己可以「自在的活在當下」。這與禪宗：「挑水擔材，莫非妙道！日日是好日。」豈非有異曲同工之妙？

在方法上，八週課程的內容可分爲五個層次的引導：一、源自佛教的內觀（包含專注於呼吸、身體覺察與身體掃描、行住坐臥禪、生活禪、聽覺禪等等）；二、正念瑜伽練習；三、情緒覺察與處理練習；四、思考觀察與處理練習；五、行爲選擇計畫與生活整合。講師在每週課程都會詳細分派家庭作業、講義與錄音帶，也會引導學員討論在上週的實踐情況與困難處，並給予支持鼓勵與建議。因爲課程內容需透過日常生活練習與實踐，只要學員眞的經過八週的每日練習，必然在自己的身心與生活中產生自覺與不自覺的轉化。所學習的理念「放下執著、不批判、不費力追求、如其所是的接納當下一切、寬宏、慈悲與喜悅……」也會逐漸讓自己在生活中，從情緒思想反芻不休的「行動模式」（doing mode），轉化爲有能力與一切情境共存的「同在模式」（being mode）。

對正念療法有興趣的讀者，可依本書內容練習看看。作者在緒論中強調，本書雖以協助憂鬱症患者爲主題，但除了正深陷憂鬱風暴中的人須先獲得足夠專業協助才能練習之外，大多數非憂鬱症者都可以自己練習。想對正念療法更深入認識的讀者，可以閱讀立緒《情緒療癒》、心靈工坊《當下，繁花盛開》與五南《憂鬱症的內觀認知治療MBCT》等書，對於MBSR與MBCT的理念與內涵，會有較爲清晰的了解。相信本書的出版，對於正念療法未來在華文地區的引介與推廣，必有甚大助益。

【緒論】

厭倦了持續這麼久的糟糕感覺

憂鬱會傷人。它是深夜裡的「黑狗」，掠奪你的快樂，使你思緒忙亂整夜無眠；它也是日正當中現身的惡魔，只有你看得到它的黑暗。

如果你拿起了這本書，或許你知道這個比喻一點都不誇張。任何一個曾受憂鬱所苦的人都曉得，它會帶來使人流失力量的焦慮、對自己的不滿意以及失去信心的空洞感。憂鬱會讓你覺得未來沒有希望、無精打采、對大部分事物覺得無趣與失望而逐漸喪失能量、渴望快樂卻不可得。

爲了擺脫這種感覺，我們做盡各種嘗試；然而，諷刺的是，做什麼都沒有用……至少不會有長期的效果。而且令人難過的是，一旦你經歷過憂鬱，即使你有幾個月的時間覺得好了點，它還是會重新席捲而來。如果這樣的感覺曾經發生在你身上，或者你似乎很難體會持續的快樂，到最後可能會覺得自己不夠好，是個失敗者。你的想法不斷地打轉，試著找到更深層的意義，試圖一次就能永遠了解爲什麼你感覺這麼糟糕。如果不能得到令人滿意的答案，你可能更覺得空虛與失望，最後，你只好相信自己一定是什麼地方不對勁。

但是，如果你根本沒有什麼「不對勁」呢？

事實上，你會不會像其他反覆受憂鬱所苦的人一樣，因太過理智和努力想要釋放自己，反倒成爲受害者——如同陷入流沙中的人，奮力想讓自己離開，到頭來卻愈陷愈深？

我們寫這本書的目的，是希望藉由近期之科學發現，說明是什麼原因造成憂鬱或長期的痛苦，幫助你了解憂鬱從何而來，以及你可以怎麼做：

- 在最初情緒開始持續變差且沒有好轉跡象的階段，這時候的問題並不是情緒造成的，而是我們反應這個狀況的方式。
- 我們習慣用來解救自己的努力，非但不能解救自己，反而讓我們深陷意欲擺脫的痛苦之中。

換句話說，當我們在情緒開始往下掉時，做什麼都沒有用，是因爲我們習慣用問題解決的方式來擺脫憂鬱，嘗試去「修復」我們「不對勁」之處，而這只會讓情緒更低落。凌晨三點，我們不斷想著目前的生活狀態……當深陷悲傷之中，我們批評自己的軟弱……拼命地試著告訴自己的心和身體，要掙脫現在感受的方式——這一切都只是思緒的千迴百轉，非但毫無進展，反而愈陷愈深。任何一個曾經輾轉難眠，或受無盡的憂慮所困而無法專注於其他事的人，都會清楚知道這些努力終究是徒勞無功的。然而我們也知道，讓自己陷入這一類的思考習性裡是多麼容易。

在本書中，我們提供了一系列可以在日常生活中使用的練習，幫助你甩開將你困在痛苦之中的心理習慣。這一套課程，結合了現代科學的最新發現，以及在主流醫學與心理學界中證實具有臨床效果的冥想形式，稱爲「以內觀爲基礎的認知治療」（mindful-based cognitive therapy, MBCT）。這套嶄新而有效的課程，整合了各種用來瞭解心理和身體的不同方法，可以讓你的負面想法與感受發生根本的改變，藉由這樣的改變，你會找到阻止負面情緒不斷擴散的方式，以避免發展成憂鬱。**我們的研究顯示，對於已有三次或更多次憂鬱發作的人，本書所介紹的這套方法可以使其復發的機率下降一半。**

參與我們研究的人都有多次憂鬱症發作的病史，但並不是有正式憂鬱症診斷的人才能經由本書受惠。許多人深受無望感以及憂鬱之苦所折磨，雖然從未尋求專業協助，他們仍知道自己的生活一直被囚禁在不快樂的牢籠之中。如果你覺得自己反覆在絕望、無力、悲傷的流沙中掙扎，我們希望你會發現本書可以幫助你從情緒低谷中走出來，體會到眞正的快樂。

要精確地預測你從負面情緒轉換到健康狀態時會有什麼樣的體驗，以及會帶來什麼樣的影響，不是件容易的事，因爲每個人的感受不同。要眞正了解本書提供的取向會有哪些好處，唯一的方法就是暫時不做評斷，全心投入這個過程一段時間——在這裡我們建議八週——然後看看會發生什麼變化。這正是我們要求參與課程的學員所做的。

在冥想練習的過程中，我們鼓勵你試著去培養耐心、疼惜和開放自己，以及溫和地堅持等態度，這些特質能協助你擺脫憂鬱的「重力牽引」，因爲它們都可以提醒你科學研究發現的重要方法：你可以停止嘗試去**解決**感覺很糟這件事。事實上，因爲我們習慣解決問題的方式幾乎都只會讓感覺變得更糟糕，所以**停止解決問題**才是明智之舉。

作爲科學家與實務工作者，我們歷經曲折之路，逐漸認識到處理反覆發作憂鬱的方法中，哪些有效而哪些無效。直到一九七〇年代初期，科學家才致力於尋找急性憂鬱的有效治療方式。急性憂鬱患者的第一次發作，通常是由生活中的災難性事件所引起，而科學家找到的對策是抗憂鬱劑，對許多患者來說，抗憂鬱劑在治療上確實助益甚大。然而另一個發現是，曾被治癒的憂鬱症仍會經常復發——而且隨著一次又一次的復發，發作會愈趨頻繁，這樣的發現完全改變了我們對憂鬱與長期痛苦的概念。

前述發現證明了抗憂鬱劑對憂鬱的「修復」效果，只存在於患者持續服用它的期間，一旦停藥，憂鬱便會重新席捲而來，甚至不用幾個月就會復發。由於病人與醫師都不希望任何人為了將憂鬱的幽靈擋在門外而終生服藥。所以，到了一九九〇年代早期，我們（辛德．西格爾〔Zindel Segal〕、馬克．威廉斯〔Mark Williams〕與約翰．蒂斯岱〔John Teasdale〕）開始探索發展全新治療取向的可能。

首先，我們開始認眞探討使憂鬱重複發作的因素：是什麼使憂鬱的流沙在一次次的發作後，愈來愈具有危險性？原來是因爲每一次人們變得憂鬱，會讓大腦中情緒、想法、身體與行爲之間的連結愈來愈強大，致使憂鬱愈來愈容易被引發。

接下來我們開始探究，在這持續發展的危險中可以做些什麼。我們知道稱爲**認知治療**的心理治療法，已被證實對急性發作的憂鬱症有療效，而且可以預防許多人再次發作，但是沒有人確知爲何它會有效。我們必須了解其中的緣由——不只是出於對理論的興趣，而是這個答案在實務上具有莫大的價值。

在那個時候，所有的治療（包括抗憂鬱劑與認知治療）都是人們已經罹患憂鬱後才會獲得的處方。我們在想，如果可以找出認知治療法的關鍵成分，或許可以在**人們健康的時候**，便先教導他們這些技巧，而不是等到下一次症狀不幸又發作時再說。我們希望能夠訓練人們使用這些技巧，防範未然，以避免憂鬱發生。

說也奇怪，我們個別的研究路線和探索，最終引導我們聯合起來去檢驗以培養特定的覺察形式爲目的之冥想練習，在臨床上具有何等應用效果。此一特定的覺察形式是來自於亞洲的傳統智慧，稱爲**內觀**（編註：mindfulness原意是「如實的覺察」，近年常譯正念，在本書中，爲顧及較不具佛教或禪修背景的讀者，除少數例外，概以內觀一詞統稱）。這種練習屬於數千年來佛教文化的一部分，由喬．卡巴金（Jon Kabat-Zinn）及其同僚在麻塞諸賽大學（University of Massachusetts）醫學院的現代醫療環境中加以使用並修正。卡巴金博士於一九七九年發展出一套減壓方案，稱爲「正念減壓療法」（mindfulness-based stress reduction），簡稱ＭＢＳＲ，此方案立基於內觀冥想練習，且將其應用在壓力、疼痛以及慢性病的處理上。因爲內觀事實上是一種慈悲的覺察（compassionate awareness）狀態，所以它也可被描述爲「慈悲爲懷」（heartfulness）。ＭＢＳＲ已被證實可以幫助慢性病以及孱弱的病人產生信心和力量，也能改善焦慮與恐慌等心理問題。這些好處不只反映在人們的感受、想法以及行爲的改變上，也顯現在負面情緒下大腦活動型態的改變中。

儘管最初我們的同僚以及病人在談及冥想可以作爲預防憂鬱的取向時，受到了一些質疑，我們仍然決定更深入地探究。很快地，我們發現西方認知科學與東方實踐的結合，正可用來打破憂鬱反覆發作的循環——在憂鬱中我們傾向一再檢視到底哪裡出了差錯，或者事情怎麼沒有照著我們所期望的發展。

當憂鬱開始讓我們心情低落，我們經常藉著壓抑情緒或是想出辦法，以擺脫不好的感覺，這種做法其實不難理解。用這種方式因應的過程中，我們挖掘出過去的悔恨，召喚了未來的憂慮，然後在腦袋裡不斷試驗各式各樣的方法，但是都撐不了多久，又開始為著自己的失敗（沒辦法平撫難過的情緒）而覺得很糟。我們在「現在怎麼樣」以及「想要怎麼樣」這兩者的比較當中迷失，很快地，我們幾乎只活在自己的腦袋之中，完全受想法擺布。這讓我們無法眞實地接觸這個世界以及身邊的人們，甚至對那些我們所深愛與深愛我們的人亦是如此。我們把自己排除在豐富的生命經驗之外，無怪乎會變得沮喪，陷在無能為力的感受當中，然而這種狀態正是冥思的覺察（meditative awareness）所能發揮重要作用之處。

如何善用此書

過去你老是採用同一套的心理策略，其實會增加你陷入憂鬱的風險，而本書所教導的內觀練習能幫助你採取完全不同的辦法。事實上，它能讓你掙脫過去習慣的心理運作模式。培養內觀能使你放下對過去的悔恨以及對未來的憂慮，並增強心理彈性，讓你在覺得無能為力之前，開啓新的選項。不快樂是每個人都會有的經驗，內觀練習則能藉著幫助我們重新連結內在與外在的學習、成長及療癒的整體資源，以避免陷入憂鬱的漩渦，而我們可能未曾相信自己擁有這些資源。

不論是否感到憂鬱，我們經常會忽略的一項重要內在資源，便是自己的身體。當迷失在想法之中，嘗試去拋棄感受時，我們很少注意到來自身體的知覺。然而，它們提供我們立即的回饋，傳達在情緒與心理狀況上發生了什麼事。在我們尋求免於憂鬱禁錮的時候，這些身體知覺提供了很有用的訊息。專注於身體感覺讓我們不至於掉到未來，或卡在過去的心理陷阱中，而是能夠轉化情緒本身。本書的第一部分說明心理、身體與情緒如何同時作用，而使憂鬱加劇並維持下去，最新的研究則告訴我們如何打斷這個憂鬱的惡性循環。受到習慣所左右的思考、感受與行爲模式，減少了生活中本應存在的快樂與各種感受的可能性。透過本書介紹的方式，能讓我們從其中釋放出來，帶來無比的輕鬆感。當你存在於當下完全覺察的狀態時，會感受到每個時刻都存有意想不到的力量。

邏輯推理與最新研究發現的知識雖然具有說服力，但本身卻不必然具有實用性，部分原因是它們仍然傾向用思考與合理化的腦袋來說故事。因此，本書的第二部邀請你親身體會我們每個人都可能錯失的經驗；當我們完全陷入且迷失在思考的漩渦裡面，專注於想要「修復」自己的痛苦，而和我們其他面向的存在以及智慧（包括內觀的力量）失去了連結，就可能會造成這樣的錯失。在這個階段，內觀可能只是一個抽象的概念，你思考它是什麼意思，同時也培養心智（mind）、身體與情緒的內觀。這也就是爲什麼第二部的內容是設計來幫助你發展自己的內觀練習，並且透過這套方式，使你能看到自身如何獲得明顯的轉化與釋放。

第三部將幫助你精鍊內觀練習，讓你能夠容忍和承受負面想法、感受、身體知覺與行爲所共同創造出來的，那個會把不快樂變成憂鬱的漩渦。

第四部是將所有方法統整爲一個整合的策略，讓我們活得更完整，能更有效地面對生活的挑戰，特別是反覆的憂鬱。我們在此分享了一些人的故事，他們在面對長年的憂鬱之際，投入內觀練習，因而獲得了成長與改變。我們也提供一個系統化且易於執行的八週練習方案，統整了本書所描述的所有元素與練習，希望你在閱讀並且實地練習之後，能以更實用可行的方式，來連結自身與生俱來的智慧與療癒能力。

從這個取向來看，有許多方法可以讓你獲益。你不需要馬上下定決心開始八週的練習，雖然在正確的時刻做出這種決定，將會帶來很大的收穫。事實上，即使你沒有特定的憂鬱問題，也能在其中的一個或更多的內觀練習中獲益良多。我們即將在本書中檢驗的習慣與自動化思考運作模式不停地折磨著我們，直到我們學會如何理解並且著手處理它。你可能只想學習對自己的心智與內在情緒樣貌有更多的認識，或是出於好奇而開始進行某些內觀練習，或許就從第二部開始，這可能會激勵你全心投入八週的練習，看看會發生什麼變化。

在此要提醒兩件事。第一，**我們所描述的各種冥想練習經常需要花一些時間，才能完全顯現出它們的效果**。這也就是爲什麼它們被稱爲「練習」。它們需要你帶著開放與好奇的心，一次又一次地嘗試體會，而不是強求一些你認為重要的結果，以此判斷你在時間與精力上的投資報酬率。對我們大部分的人而言，這真的是一種全新的學習，也是值得投入的試驗。我們在此陳述的每一句話，都是為了支持你付諸努力開始行動。

第二，**如果你正身陷臨床憂鬱的發作，最好不要執行全套的課程**。目前的證據指出，你需要先獲得適當的協助，從憂鬱的谷底爬出來，然後在你可以運用新的方式去面對自身的想法與感受之際，再進行這些練習，以免急性憂鬱的重擔超過你心理狀態可負荷的程度。

不論你的起點在哪裡，我們鼓勵你耐心、慈悲、持續且開放地去進行本書的練習。我們邀請你放下要求凡事照特定方式進行的習慣，取而代之地，是在每一刻允許事情照它本來的眞實樣貌存在。盡你所能地，在這個過程中持續進展，只要相信你有學習、成長與療癒的本能，並且參與這些練習，就像我們的生命依靠著它們一樣（depend on，不管在字義上或是隱喻上，都確實如此），剩下的自會迎刃而解。

【第一部】

心智、身體和情緒

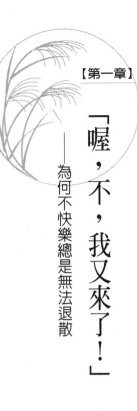

【第一章】

「喔，不，我又來了！」

——為何不快樂總是無法退散

現在是凌晨三點鐘，艾莉絲翻來覆去睡不著。她兩個小時前突然驚醒過來，而且腦子裡馬上播放起下午跟上司的對話內容，只不過這回還多了一個評論員，也就是她自己的聲音，尖銳地責怪她的愚蠢：

「為什麼我總是得陷入那種情況？我就好像一個白癡，他說『滿意』是什麼意思？是說我還可以，但又沒有好到可以升遷？爲什麼要找克莉絲汀的部門？他們想要對這個計畫做什麼？那可是我的地盤……至少現在還是。他說要評估事情進行得如何是眞的嗎？他打算另外找人來主持這個計畫，是不是？我知道我做得不夠好——沒有好到可以升遷，可能也沒有好到可以保住飯碗，早知道的話我就……」

艾莉絲沒辦法再入睡，她關掉鬧鐘，又繼續胡思亂想，內容從沒辦法保住這個工作，還要再出去另找一份工作，到她跟孩子們可能會遭遇的悲慘困境。當她拖著酸痛的身軀，掙扎起身到浴室時，她腦中浮現出被一個又一個新雇主拒絕的畫面。

「我不能怪他們，我也不明白自己爲什麼常常這麼沮喪，爲什麼每件事都讓我受不了？除了我以外，每個人看起來都很好。顯然，我就是沒有能力同時兼顧好工作和家庭。他那時候還說我什麼來著？」

她腦中的循環錄音帶又開始播放起來。

吉姆的睡眠沒有問題。事實上對他而言，如何保持清醒才是難事。在公司的停車場，他坐在車子裡，又一次地感覺到一整天的沉重壓力，把他牢牢地釘在座位上，整個身體像鉛一樣重，他能做的就只有解開安全帶扣環，然後繼續坐著；他感到無法動彈，像黏在椅子上，沒辦法伸手去抓車門把手，然後出去工作。

假如他可以在腦中想過一遍今天排定的計劃……以往這麼做都能讓他展開行動，去做該做的事；但今天卻不是如此，每一個約好的會面、每個會議、每一通該回的電話，對他來說都覺得像吞鐵球般，每吞下一口，他的想法就飄離當天該做的事，跑到每天早晨纏繞著他的那些煩人問題上：

「爲什麼我感覺這麼糟糕？我已經擁有了大多數男人想要的一切——可愛的老婆、乖巧的小孩、安穩的工作、不錯的房子……我到底哪裡有問題？爲什麼我就這麼矛盾？還有，爲什麼事情總是會變成這樣？溫蒂跟孩子們已經受不了我這樣自艾自憐，他們快沒辦法跟我相處了。要是我能搞清楚，情況一定會有所改觀。如果我能搞懂爲什麼我會覺得一切都爛透了，我相信問題一定可以解決，然後像其他人一樣繼續過日子。我覺得自己眞是蠢斃了。」

艾莉絲跟吉姆只是想過得快樂。艾莉絲會告訴你，她以前也有過美好的時光，但這樣的時光就是不會持續下去。有些事情會讓她很慌亂，有些事情則在她還弄不清楚到底發生了什麼之前，就讓她陷入絕望；在她年輕的時候，這些事情根本不會對她造成困擾。吉姆也說他過去曾有過美好時光——但是他形容那其實只是一段比較不苦的日子，而不是一段快樂的日子。他不曉得這種隱隱作痛的感覺是怎麼消失或怎麼出現的，他只知道自己已經記不得上一回跟家人或朋友共度夜晚、談天說笑是什麼時候了。

當被解雇的景象在艾莉絲的腦子裡打轉時，一種深沉的恐懼也徘徊在她思緒的角落，不斷想著自己沒辦法爲自己或孩子們做些該做的事。別又來了，她邊想邊嘆氣；這讓她整個回憶起之前發現柏特背叛她，然後把他踢出家門的情景。艾莉絲當時覺得她有充分的理由可以生氣難過，但她也因爲柏特對自己不忠而感到受辱。剛開始，她因爲自己在挽救婚姻關係上「失利」而感到受傷害，接著感覺被困在單親媽媽的角色裡。起先她把孩子們的利益擺在前頭，每個人都支持她，然後到了某個時間點，她覺得不能再請家人跟朋友幫忙，該把這件事畫上休止符了。又過了四個月，她發現自己愈來愈常哭泣，也愈來愈憂鬱。她對以前所帶領的兒童唱詩班開始感到興趣缺缺，也無法專注在工作上，並且對於自己是個「糟糕的媽媽」充滿罪惡感。她睡不著，且一直「不停地」吃東西，最後被家庭醫師診斷出她患了憂鬱症。

艾莉絲的醫生開給她抗憂鬱劑，藥物對她的情緒有很大的改善，幾個月內她就找回原本的自己——直到九個月後，她開著新車時出了車禍，車子全毀。她的身上只有幾處瘀傷，卻一直擺脫不掉那種驚險逃過一劫的感覺。她發現自己不斷地回想整個意外過程，問自己怎麼這麼不小心，怎麼會讓自己處在這麼危險的情況中？差一點就讓她的孩子們失去現在唯一擁有的至親。當這些灰暗的想法愈來愈多，她打電話給醫生，又拿了一次藥。很快她覺得好多了，然而接下來的五年中，這樣的模式循環了好幾次，每次她注意到一些徵兆，發現自己又被捲進這個漩渦裡，她就愈來愈擔心。艾莉絲不確定自己是不是能繼續承受下去。

吉姆從來沒有被診斷爲憂鬱症，他甚至從不跟醫生談自己那些抑鬱的想法，還有持續低落的情緒。他過得還不錯，生活中的每件事也都很順利，因此他有什麼權利抱怨呢？現在他就只能呆坐在自己的車子裡，直到事情找上門來，讓他不得不去打開車門，然後繼續生活下去。他試著去想花園裡即將萌芽的美麗鬱金香，但那只會提醒他整個秋天都還沒有好好地打掃過一次，所以現在想要把庭院打點好的話，可有一大堆的事情等著他去做，光是想到這樣就讓他筋疲力盡。他也想到孩子跟老婆，但是念頭一轉到當天晚上吃飯時要聊些什麼，就讓他覺得乾脆早點上床睡覺算了；他昨天晚上就是這樣，本來打算早點起床，好完成昨天沒做完的工作，但就是爬不起來。也許他今天會待在公司裡，一口氣把事情做完，即使可能得待到半夜……

艾莉絲有重複發作的重鬱症，吉姆有可能是低落性情感疾患（dysthymia），這是一種比較輕微的憂鬱，但跟急性憂鬱的情況相比，它比較像是一種慢性狀態。然而是什麼診斷並非這麼重要，其實艾莉絲、吉姆還有其他許多人眞正的問題是：拚命地想要擁有快樂，卻完全不曉得要如何做到。爲什麼有些人到最後會一而再、再而三地陷入情緒低潮？又爲什麼有些人會感覺自己好像從來不曾眞正快樂過？只是拖著一天過一天，慢慢地意氣消沉、永不滿足、精疲力竭以及無精打采，並且對那些曾經帶給我們快樂，而且讓生活深具意義的事物失去興趣？

對大多數的人來說，憂鬱情緒的出現始於一種對生命中災難或逆境的反應；有一些事件特別容易引起憂鬱情緒，譬如失落、羞辱，還有那些讓我們覺得受困於某些情況的挫折感等。跟柏特的長期親密關係破裂之後，艾莉絲開始變得憂鬱。一開始，正當的義憤帶給她能量，她抱持著這樣的復仇心態，努力扮演好單親媽媽的角色。然而這是每天晚上她從下班回到家之後唯一有力氣做的事，所以她放棄和朋友一起小聚，也不跟母親吃晚餐，甚至連打電話給住在鄰州的姊姊也省了。沒多久，她就因爲孤單而感到頹喪，被拋棄的感覺把她壓得喘不過氣來。

相對於外在的具體世界，吉姆的失落較爲隱微，無法具體描繪。他在任職的顧問公司獲得升遷，幾個月後，他開始發現自己沒有時間跟朋友相處，並且必須退出園藝社，因爲他在公司愈待愈晚。他體認到自己其實並不那麼喜歡主管這個新角色。最後他要求調回和以往類似的職務，這回的調動眞的讓他鬆了一口氣，但是沒有人知道吉姆其實並不快樂——就連他自己一開始也沒發現。他開始變得迷迷糊糊，而且看起來時常心不在焉。在吉姆心裡，他不確定自己當初的決定對不對，並開始過度分析和老闆每一次的短暫交談。到後來，他一而再、再而三地自責辜負了公司和自己。他不曾告訴別人他有這些想法，只是試著去忽視這些想法的存在。但接下來的這五年，他卻變得愈來愈退縮，抱怨身體出現許多毛病，而根據他太太的說法：「他已經不像我原本認識的那個男人了。」

生而爲人總免不了失落，大多數人遭遇到像艾莉絲所經歷的這類危機時，都會覺得人生陷入艱鉅的掙扎；而在面臨別人對我們感到失望，甚至連自己都對自己感到失望時，許多人也會像吉姆一樣覺得自己一無可取。但在艾莉絲跟吉姆的故事中隱含著一些線索，告訴我們在這些難熬的經驗之後，爲何只有某些人會一直痛苦下去。

當不快樂轉變成憂鬱……而且憂鬱不肯離開

如今，憂鬱已經成爲影響數百萬人的重大負擔，不只在西方國家變得愈來愈普遍，包括那些經濟結構正在「西化」的開發中國家也是一樣。四十年前，人們平均要到四、五十歲時才會首次受到憂鬱的侵擾，但現在，憂鬱症初發年齡已經降低到二十五歲左右。從以下表格中的相關統計數值，可以看到這個問題在當代的影響範圍有多大。但更値得注意的是這項訊息：憂鬱的情緒傾向一再重複出現。那些曾經經歷過憂鬱情緒的人，即使完全復原了，還是至少有一半以上的人發現他們的憂鬱情緒再次復發。而在第二次或第三次發作之後，復發機

現今憂鬱症的盛行率

- 大約有12%的男性與20%的女性在一生中會罹患重鬱症（major depression）。
- 重鬱症的第一次發作通常在二十五歲左右，有相當高比例的人在兒童期晚期或青春期，就經歷了第一次的完全發作（full episode）。
- 任何時候都有大約5%的人正經歷非常嚴重的憂鬱症。
- 有時候憂鬱會一直持續下去；有15%到39%的個案在症狀開始一年後，仍符合臨床上的憂鬱診斷，而22%的個案在兩年後也仍然處於憂鬱狀態。
- 每一次的憂鬱發作，將會使再次憂鬱發作的機率提高16%。
- 美國有上千萬人正在服用抗憂鬱的處方藥物。

率攀升至百分之八十到九十。低於二十歲的人如果曾患憂鬱症，憂鬱再發率會特別高。爲什麼會這樣呢？多年來投注心力於治療與研究憂鬱症的心理學家馬克·威廉斯、辛德·西格爾和約翰·蒂斯岱嘗試回答這個問題。在本章接下來的部分以及第二章，將解釋我們對於憂鬱及不快樂的本質有哪些科學發現，我們也將與本書的第四位作者喬·卡巴金一同來說明，本書如何運用這些知識作爲基礎，而發展出有效的治療方法。

我們學到最重要的事情之一在於，曾經經歷過憂鬱發作的人跟那些沒有這種經歷的人，兩者之間是有所不同的。**憂鬱使得大腦在「悲傷情緒」與「負向思考」之間建立了一種連結，因此，即使只是一般的憂傷，都有可能喚起許多負向想法。**這項發現使我們在理解憂鬱如何運作上增添了新的思考方向。數十年前，像亞倫·貝克（Aaron Beck）這類率先探索該議題的科學家們，會認爲負向想法在憂鬱情緒的運作歷程中扮演了重要角色。貝克與他的同僚發現想法確實對情緒產生很大的影響，讓我們對於憂鬱的瞭解有了大躍進——這意味著，外在事件本身並不必然決定了我們會產生怎樣的情緒，反而是我們對於那些事件的信念或個人如何詮釋事件，才是關鍵所在。現在，我們知道這整個過程是更爲複雜的：不單只是想法可以影響情緒；當我們已經處於憂鬱時，情緒也會影響想法，而使得原本低落的情緒變得更糟。對於那些原本就較爲脆弱、容易陷入情緒漩渦的人而言，並不一定要遭遇重大的創傷失落事件，即使是大多數人認爲微不足道的日常煩擾，都可以引發這種效果，因此他們容易跌入憂鬱深淵，或是持續處在不快樂的狀態。我們將會看到，負向情緒與負向想法之間的連結變得非常根深蒂固，以至於有時可能只是一陣非常短暫或輕微的不快樂，透過負向思考就可能演變成憂鬱，而這種不舒服的感受是如此短暫或輕微，連當事者都很難覺察得到。

無怪乎會有這麼多人覺得不管怎麼努力改變，也沒辦法把自己拉離這無底深淵，因爲我們根本無從得知這一切是怎麼開始的。

雖然我們勇敢地努力想找出自己是怎麼變得憂鬱的，但很不幸，這樣的努力卻徒然變成了整個複雜機制的一部分，而把我們拖垮，讓我們變得比先前更糟。因爲努力想瞭解自己所採取的做法，可能只會引發額外的問題，而非解答，而這又是另一個複雜的故事了。這要從有關憂鬱的組成結構開始講起，其包含了四個向度：感覺、想法、身體知覺以及行為，我們就是透過這些向度來對生活中的事件做出反應的，要瞭解這種種問題，關鍵就在於弄清楚它們彼此之間如何交互作用。

憂鬱的組成結構

在針對憂鬱的個別成分進行討論之前，讓我們先簡單瞭解這整個憂鬱情緒的模型是如何發展的。

當我們變得非常不快樂或憂鬱時，紛至沓來的感覺、想法、身體知覺以及行為都開始軋上一腳，就像重鬱症的標準症狀檢核表所顯示的（請見第三十八頁的列表）。如此劇烈的情緒變化是正常現象，它可能導因於個人經驗到失落、分離、拒絕，或任何可能帶來羞辱感或挫折感的情境。令人感到困擾的情緒是人生中的重要部分，它提醒我們自己和其他人，我們正陷入極度苦惱的狀態，也代表著生活中發生了某些麻煩；然而，當沮喪變成極度負面的想法與感受時，就可能惡化成為憂鬱。這樣的負向思考困境會導致身體緊繃、疼痛、苦惱、疲倦以及混亂，接著這些生理不適又滋生了更多的負向想法，使憂鬱情緒變得愈來愈嚴重並造成傷害。如果我們因應這些問題時，所採用的方式是犧牲那些經常可以滋養我們的活動（像是跟可以帶來眞正支持的朋友和家人聚一聚），只會讓情緒更加惡化；如果我們處理事情的方式就只是投入更多力氣在工作上的話，則心力耗竭的情況將會更加嚴重。

顯而易見地，感覺、想法、身體知覺以及行爲都是憂鬱的一部分。就像先前我們曾經提到，艾莉絲責備自己一整晚後感到身體隱隱作痛，或是當吉姆想到自己每天的生活，像是不斷感覺吞下「鐵球」一般。正如我們之中許多人很清楚的，當處於「低潮」的時候，做任何事都提不起勁，也很難決定到底要做什麼。然而比較不容易看清楚的是，憂鬱結構中的任何一部分是如何啓動向下盤旋的過程，每個部分又是如何彼此支持與強化。透過這個過程，這個使我們變得不快樂或容易受到憂鬱侵擾的心智狀態，就會愈來愈被強化。此時如果可以更仔細地探討憂鬱的成分，也許有助於看清憂鬱的全貌。

感覺

當你回憶上一次不快樂的經驗，並想要描述那時候的感覺時，你的腦中可能會出現許多不同的形容詞：沮喪、鬱悶、消沉、悲慘、失望、無精打采、爲自己感到難過等等。這些情緒可能各有不同的強度，例如，我們的感覺可能從輕微沮喪到極度難過。情緒的出現和消逝是很正常的，但卻很少見只出現憂鬱感受，因爲憂鬱通常會伴隨著焦慮與害怕、憤怒與煩躁以及無望與絕望一起出現。煩躁是憂鬱症中特別常見的症狀；心情不好時，我們可能會變得

憂鬱症

當具有下列的前兩個症狀其中一項，以及至少四個或更多其他症狀，並且症狀持續兩個禮拜以上，原先的日常活動運作因而改變的話，就可診斷爲憂鬱症。

1. 憂鬱或難過幾乎持續一整天。
2. 對於所有或幾乎所有之前喜愛的活動，失去興趣或享受的樂趣。
3. 並非由於節食而明顯體重下降，或是體重增加，或食欲減少或增加。
4. 晚上有睡眠障礙或白天嗜睡。
5. 一整天精神遲緩或激動。
6. 幾乎每天都感覺疲累或失去活力。
7. 感覺無價値或是極度或不合宜的罪惡感。
8. 無法專注或思考，或被視爲優柔寡斷。
9. 反覆想到死亡或有自殺意念（包括具體自殺計劃的有無），或曾嘗試過自殺。

沒有耐性，使得身邊的人不知如何與我們相處。我們可能比平常更容易發飆。對有些人來說，特別是年輕人，他們在憂鬱時更容易經驗到的是煩躁，而不是難過。

一般說來，我們將憂鬱視爲一種結果。例如，我們憂鬱，就會有難過、消沉、悲觀、哀傷、無精打采、絕望等感覺。但這些感覺也是一個肇因：研究顯示過去常感到憂鬱的人，較容易累積沮喪情緒而帶來低自尊及自責的感受，所以我們不只會感到沮喪，還會覺得自己很失敗、沒用、不被喜愛、像個失敗者。接著，這些感覺會啓動強烈的自我批評：我們責怪自己，甚至苛責自己爲什麼會有這些感受：「這實在太荒謬了，爲什麼我就是沒辦法不理它，繼續做該做的事呢？」當然，一旦這樣想，又會使情緒變得更糟了。

這類自我批評的想法特別有說服力，也可能是有害的。就像我們的感受一樣，這些想法可以是憂鬱的終點，也可能是導致憂鬱的起點。

想法

請你花一點時間想像下面的情境，愈逼眞愈好。慢慢來，盡可能仔細注意心中出現了些什麼：

你正沿著一條熟悉的街道走著……你看到街道的對面有一個認識的人……你微笑並且揮手……那個人沒有反應……他好像沒有注意到你……他彷彿完全無視於你的存在，就這樣走了。

- 這讓你有什麼感覺？
- 你心中出現了哪些想法或畫面？

也許你覺得問題的答案很明顯，但如果把這個場景拿去問你的朋友和家人，可能會得到一大堆不一樣的反應。每個人對於這件事情的感受，主要決定於如何解釋「那個人為什麼只是從我們身旁走過」。這裡給的是一個模糊的情境，每個人都可以用各種不同的方式來解釋它，所以也就會引起各種不同的情緒反應。

我們的情緒反應取決於我們告訴自己發生了什麼事，也就是在心中對於自身知覺所接收資料的即時解讀。如果這個情境發生在我們心情好的時候，腦中的即時解讀比較可能告訴我們：那個人大概因為沒戴眼鏡或正在想事情，所以沒看到我們，因此我們可能只有小小的情緒，或根本沒有情緒反應。

如果那天我們剛好心情不好，我們的內在語言（self-talk）則可能會告訴自己：那個人是故意忽視我們，或者是我們又失去了一個朋友。然後我們的腦袋可能開始快速運轉，反覆思索自己到底做了什麼惹得他不高興。即使一開始並沒有非常難過，這種內在語言也會使我們的感覺愈來愈糟。如果內在語言說我們被忽視了，我們可能會覺得生氣；如果內在語言說我們一定是哪裡惹到他，我們可能會有罪惡感；如果內在語言說我們可能已經失去一個朋友，我們可能會覺得寂寞且難過。

有時候，對於同一個事件有各種不同解釋是很有可能的。我們的世界就像一部默片，每個人各自寫下自己的旁白。如何解釋**剛剛**發生了什麼事情，就會影響我們認為**接下來**會發生什麼事。如果對事情的解釋是正向的，我們可能很快地就不再把這個小插曲放在心上；如果解釋是負面的，我們可能就會開始自責，就像艾莉絲跟老闆開會後所做的事：**我做了什麼？我到底是哪裡有問題？爲什麼我沒有更多的朋友？**負向想法通常會被僞裝，它們會假裝成一個可能有解答的問題，但經過五或十分鐘之後，問題還是困擾著我們，完全沒有任何解決的跡象。

許多情境都是模糊的，但如何解釋它們卻會使我們的反應大相逕庭，這就是所謂的情緒A—B—C模式。A代表著情境當中的外顯事件，就是攝影機可以拍得到也錄得下來的內容。B代表我們對於這個情境的解釋，這種通常在意識表面之下運作的「即時解讀」，常被我們當成是事實。C則是我們的反應，包含情緒、身體知覺、行爲等。通常我們只會注意到情境（A）以及反應（C），卻不會覺察到自己的內在解釋（B）。我們會認爲是**情境**本身引起我們的情緒以及身體反應，但其實幕後黑手卻是我們對於該情境的**解釋**。

艾莉絲在跟她的主管談完話後說：「我知道我做得不夠好。」實際上她老闆之所以召開這個會議，是因爲他看出艾莉絲快把自己累壞了，所以希望能幫她一把，找人一起弄好這個計畫，好減輕她的負擔。他一點也不認爲艾莉絲搞砸了。

吉姆告訴我們：「溫蒂跟孩子們已經受不了我這樣自艾自憐，他們快沒辦法跟我相處了。」實際上，吉姆的家人是快要擔心死了，他們不斷嘗試各種方法想讓吉姆開心一點，或

處於憂鬱狀態的人常出現的自動化思考

1. 我覺得全世界都在跟我作對。
2. 我沒有優點。
3. 爲什麼我就是沒辦法成功？
4. 沒有人瞭解我。
5. 我讓大家失望了。
6. 我覺得我撐不下去了。
7. 我希望我是個更好的人。
8. 我眞是軟弱。
9. 我的人生沒有按照我想要的方式走。
10. 我對自己徹底失望。
11. 再也沒有任何事情能讓我感到愉快。
12. 我再也無法忍受這一切。
13. 我沒辦法振作起來。
14. 我到底是哪裡有問題？
15. 假如我是另外一個人就好了。
16. 我什麼事都做不好。
17. 我恨我自己。
18. 我是個沒有價值的人。
19. 我希望自己可以消失。
20. 我到底是怎麼了？
21. 我是個輸家。
22. 我的生活一團糟。
23. 我是個失敗者。
24. 我永遠也不可能做得到。
25. 我覺得很無助。
26. 不能再這樣下去了。
27. 我一定是哪裡出了問題。
28. 我的前途黯淡。
29. 這一切都不值得。
30. 我什麼都沒辦法做好。

「自動化思考問卷」，菲利浦．肯德爾和史蒂芬．賀倫，版權所有，1980，經授權轉載者讓他能夠恢復一點生命的活力也好。但吉姆覺得太丟臉，以至於沒辦法注意到家人的關心。

接著，我們的反應又受到自身的影響，使得事情更加複雜。覺得沮喪時，我們可能會很快就選擇了那個最糟糕的解釋，並且加以擴大。當我們在街上看到別人走過身邊卻沒打招呼，沮喪情緒會讓我們心中出現他或她「故意忽視我」的解釋，這只會使我們變得更加沮喪；接下來，逐漸惡化的情緒會帶出一些質疑，像是爲什麼這個人要「冷落我」，而這麼質疑下去，只會得到更多證據來支持我們是不被喜歡的：**上禮拜也發生過類似的事；我覺得沒有任何人喜歡我；我就是沒辦法讓關係維持下去；我到底有什麼問題**？奔流的思緒全都固著在自己沒有價值、被孤立以及無能的主題上。

假如你覺得對這樣的思緒並不陌生，知道你自己並不是唯一有這種負向思考模式的人，或許可以讓你覺得寬心點。一九八〇年，菲利浦・肯德爾（Philip Kendall）和史蒂芬・賀倫（Steven Hollon）決定爲他們的憂鬱病患整理出一份想法清單，（請見第四十二頁的表格），你可以看到其中充滿了有關自己沒有價值的和自責的主題。如果我們當時的心情還不錯，也許可以很清楚地看出這些想法是扭曲事實的；但是當我們憂鬱時，它們看起來就像是無庸置疑的事實。憂鬱就好比是一場自己對自己的戰爭，它會讓我們無所不用其極地運用任何找得到的負面宣傳，來對自己心戰喊話、打擊自己，但問題是，在這場仗中誰是贏家？

我們時常會把這些對自己有害及扭曲事實的想法，當作無庸置疑的事實，這只會強化難過的感受與自我批評想法之間的連結。知道這一點是非常重要的，因爲它可以幫助我們瞭解何以憂鬱情緒只會掌控某些人或某些情境，而其他人或其他情境卻可以倖免。

一旦這些想法曾經在某個情況下影響過我們，它們就會隨時伺機而動，可能在別的情況下被引發出來。而只要它們被引發了，就會使我們的情緒更加惡化，並且榨乾所有應該用來應付外在事件的能量。想想看，當你正拚命地想要處理眼前的危機時，如果有個人一整天都站在你身後，叨唸著你眞是沒用，這對你會有什麼影響？接著再想像，如果這些評論和尖銳的批判都來自於你自己的內心，那麼情況又會有多糟糕？難怪這一切看起來如此眞實——畢竟，有誰比我們更瞭解自己呢？這些想法會把我們困住，從一點點的難過轉變成錯綜複雜、徘徊不去的擔心憂慮。

一旦低落情緒找上我們，負向的想法就會引發憂鬱，或對原本低落的情緒搧風點火。我們可能因爲想著從來就不曾有好事發生在我身上，而沉陷在悶悶不樂的情緒當中，接著情緒可能會引發自我批評的想法，像是為什麼我這麼失敗？當我們嘗試著想要解答爲何自己身處於這麼不愉快的狀態時，我們的情緒便繼續陷滯其中。而當我們一頭鑽進那些探究自己爲何沒有價值的問句中時，反而開始形成了整組的負向想法，等著下一刻自我批評時，馬上派上用場。

不快樂本身並不是問題——只要人活著，它是與生俱來不可避免的部分，反而是那些會被不愉快的情緒所引發的負向自我觀點，才是困住我們的罪魁禍首。就是這些觀點把短暫的難過，轉變成持續的不快樂與憂鬱。一旦這些嚴厲的負向自我觀點被啓動，不只是我們的心智會受到侵襲，它們也會對身體產生深遠的影響——然後，我們的身體又會反過來，深深影響心智與情緒。

憂鬱與身體

就像之前提到的重鬱症症狀所顯示的，憂鬱會影響身體，它會很快地讓我們的飲食習慣、睡眠以及活動力都變得不規律。我們可能會覺得不想吃東西，最後會導致嚴重且有害健康的體重流失；或者我們可能會吃得太多，增加了過量的體重。我們的睡眠週期也可能從兩種全然相反的方向受到憂鬱情緒的干擾：要不就是常常覺得缺乏體力，而睡得太多；不然就是覺得很難獲得足夠的睡眠，可能在半夜或清晨醒來後，就再也睡不著，就像艾莉絲一樣。我們也會反覆回想那些生活中的事件，以及對那些事件所做的反應有什麼不妥。

憂鬱時所經驗到的生理變化，會深深地影響我們對自己的感覺或想法。如果身體上的改變，最後啓動了那些長久以來自我缺乏信心及低價值感的議題，那麼即使只是輕微或短暫的生理變化，都可能使低落的情緒更加惡化，揮之不去。

有百分之八十的憂鬱症患者，會因爲沒來由的身體酸痛和疼痛而造訪他們的家庭醫生，其中有很多是與憂鬱所帶來的疲憊和倦怠有關。一般而言，當我們遇到一些負向事物時，身體容易呈現緊張的狀態。人類的演化歷史，傳承給我們一個當面對環境威脅時會隨時準備好採取行動的身體，譬如說遇到老虎時，我們就必須躲避或逃跑。我們的心跳加速，血液會從皮膚表層和消化道轉移到四肢的肌肉，而肌肉會使勁拉緊，以準備戰鬥、逃跑或靜止不動。然而，大腦中這些功能早已設定的部位，沒有辦法區分何謂外在的威脅（例如老虎）與內在的威脅（例如對未來的擔憂或是過去的記憶），這一點之後我們會在第二章與第六章更詳細探討，因此當我們腦中浮現負向的想法或影像時，身體的某些地方就會感覺到收縮、緊繃或拉緊。不管是皺眉頭、胃部翻絞、臉色蒼白或下背部覺得緊繃——這些都是爲了靜止不動、戰鬥或逃跑所做的準備。

一旦身體用這種方式來反應負向的想法或影像，這些反應就會回傳訊息給我們的大腦，告訴我們現在正處於威脅之中，或是自己正心煩意亂。研究已經證實，我們的身體狀態會在自身毫無覺察的情況下，影響我們的心理狀態。在某項研究中，心理學家要求人們觀看卡通，並對卡通的有趣程度加以評分。其中有一部分人被要求在觀看卡通的過程中，都要用牙齒咬著鉛筆，因此他們會不由自主地拉緊那些微笑時會使用到的肌肉；而其他人則是被要求用嘴起的嘴唇夾住鉛筆，目的在避免他們微笑。結果那些可以一邊看、一邊笑的人，將卡通評得較爲有趣。另一個研究要求人們邊皺眉頭邊看卡通，結果這些人將卡通評得較不有趣。在第三個研究中發現，當要求人們在聆聽一項訊息時一邊點頭或是搖頭，則這個搖頭或點頭的動作，會影響到他們對這個訊息的判斷結果。在以上這些研究中，參與其中的受試者，都沒有意識到這些身體狀態對他們所產生的影響。

這些研究告訴我們什麼呢？那就是當我們不快樂的時候，心情**對身體**造成的效果，可以影響我們對週遭事物的評估與解釋，而我們卻也絲毫覺察不到這些正在發生。

山姆辛苦工作一天之後開車回家，他期待著晚餐與接下來電視轉播的籃球賽，好把一切都拋在腦後。他完全沒有注意到自己緊握著方向盤，連手指關節都泛白了，也沒發現自己整隻右手到肩膀的肌肉都是緊繃的。但是當一輛車子突然間從巷子裡衝出來，害得他不得不緊急煞車時，他整個身子往前傾，壓住喇叭並且大罵：「白癡啊！你就不會尊重一下別人嗎？」他很驚訝地感覺到自己的臉頰發熱，接著突然開始在心裡嘀咕之前那個帶給他很多麻煩的客人，**那個傢伙**也是個不尊重別人的人，還有從來**沒有任何人**對他表現出一點尊重，他受夠了自己總是把工作以及每一件事都給搞砸。等他回到家的時候，他已經失去胃口，只幫自己倒了點烈性威士忌，並且拒絕跟老婆或孩子說話，直到籃球轉播結束。

不只是負向思考的模式會影響我們的情緒和身體，這個循環的另一個方向，亦即由身體影響心理，也扮演了很重要的角色，讓我們的不快樂和不滿足持續重現及惡化。

身體跟情緒之間的緊密連結，意味著我們的身體就像一臺極爲敏銳的情緒偵測器，它解讀我們每一刻的情緒狀態。當然，大部分的人很少去注意這些訊息，因爲我們太忙於思考了，許多人的思緒都被吸引到那些努力想達成的目標上，因而忽略了身體。一般而言，我們並沒有被教導要去關注、聆聽身體本身，把它當成是一種學習與成長的方式，或者可以增進我們人際互動的效能，甚至具有療癒的力量。事實是，當我們在和憂鬱情緒搏鬥時，很可能會對身體所發出的任何訊號都感到強烈地厭惡；這些訊號可能傳達了身體正處於持續性的緊張、耗竭及混亂狀態，然而我們卻希望不用去處理，這些內在的動亂就會自己平息。

自然而然地，不想去處理這些疼痛、痛苦和不滿，就意味著更多的逃避，也使得身體和想法不自覺地緊縮。然後漸漸地，我們變得緩慢且愈來愈無法發揮功能，憂鬱便開始影響我們生活中的第四個部分：我們的行爲。

憂鬱與行為

當我們還是小孩子或是年輕的時候，總是會有好心人給我們忠告：在覺得特別沮喪或痛苦的時候，要「堅持到底」或是「克服萬難」。也許在這個過程中，我們不知不覺地學到了一個教誨，那就是表露自己的情緒是一件丟臉或軟弱的事。我們很自然地假設，要是別人知道我們心情沮喪的話，便會把我們想成一文不值。

那些伴隨憂鬱出現的想法，其核心主題是有關於我們的無能或沒有價值，可以無限地套用於各式各樣的情境當中，所以在毫無覺察的情況下，我們可能會陷入這樣的信念：幾乎所有我們面臨的壓力與困難，都要怪我們自己，我們也要負責想辦法去解決問題。假如更加辛苦地工作也改善不了問題的話，那也一樣是我們的錯，所以最終的結果就是完全耗竭。

每當艾莉絲開始情緒低落，並且發現自己的活力正一點一滴流失時，她有意識地採取的策略是放棄那些她認為「不重要」與「非必要」的休閒活動，像是跟朋友見見面或是出去找樂子，而那些正是能帶給她快樂的事情。但是在她的想法裡，這樣的取捨其實是合理的，因為這麼做可以把她逐漸減少的剩餘精力（她把這些力氣視為是非常稀少且數量有限的資源），專心投注在她認為「更重要」與「更有必要」的承諾和責任上。這種說法是可以理解的，但她所謂的重要承諾包括了做一個完美的家庭主婦、媽媽還有員工，當然了，還要滿足來自家

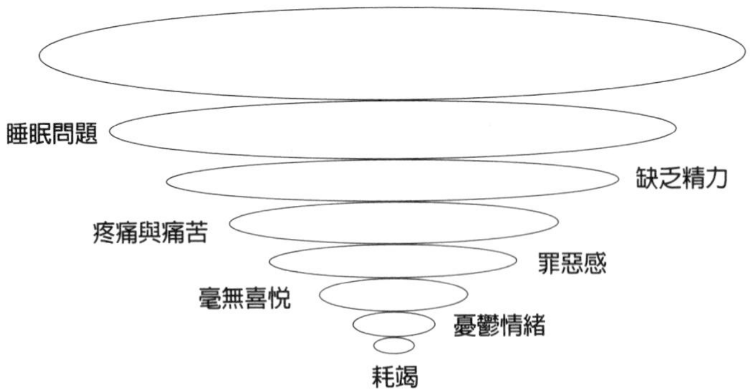

耗竭漏斗。圓圈中較窄的部分，代表著當我們放棄了生活裡令我們樂在其中，但看似「可有可無」的事情時，我們的生活範圍變得窄化的現象。結果就是我們不再從事那些會滋養自身的活動，而只剩下那些通常會耗盡我們所有資源的工作或其他壓力源。瑪麗．亞斯柏教授認爲那些持續走下坡的人，通常就是那些最認眞負責的工作者，他們的自信程度通常端賴自己的工作表現而定；也就是說，最容易耗竭的人通常就是看來最棒的工作者，而不是那些懶散的員工。這個圖形也顯示了吉姆所經驗到累積「症狀」的發生順序，當這漏斗愈來愈窄時，他就變得愈來愈精疲力盡。

庭、朋友、同事跟老闆們的一切要求與期待，不管這些是否合理或合乎實際。放棄那些可以讓她心情變好，並且增加而非耗盡她所儲備之能量的休閒活動，只因爲她將其視爲「非必要與不重要的」，因而自我剝奪了最簡單也最有效能避免墜入憂鬱的好方法。

任職於斯德哥爾摩卡羅林斯卡研究所（Karolinska Institute）的瑪麗．亞斯柏教授（Marie Åsberg），曾經描述這類型的「放棄」，就像是從耗竭的漏斗往下漂流（見上圖）。當我們的生活圈愈來愈小時，就形成了一個漏斗，而當漏斗愈來愈窄時，一個人就愈有可能崩潰或耗竭。

吉姆也注意到自己不再像以前那麼期待看到朋友，也不再那樣享受把事情踢到一邊的感覺。每當他想要出門時，同樣的念頭就會出現：**這麼做有什麼意義嗎？——不會有什麼事情可以改變我的感覺的，所以還是省點力氣，留在家裡休息好了——這樣還會讓我感覺好一點。**不幸的是，當吉姆躺在沙發上休息時，他心中又不自覺開始那些舊調重彈的自我批評。當然了，這些事情加起來只會讓他的憂鬱情緒更加持續且惡化，所以吉姆的「休息」最後卻讓他感覺更糟。

> 憂鬱會讓我們表現得和平常不同，而我們的行爲又會滋養憂鬱的情緒。憂鬱必定會影響我們去決定哪些該做，哪些不該做，以及如何行動。假如我們堅信自己是「不好的」或是「沒有價值的」，那又怎麼可能去追求生活中那些自己重視的事情呢？而且我們因爲受到憂鬱情緒影響所下的決定，往往會讓我們更容易身陷在不快樂之中。

假如我們之前曾經憂鬱過，隨著時間過去，低落的情緒將變得愈來愈容易被誘發。因爲每一次它再現身，那些伴隨它而出現的想法、感受、身體知覺及行爲彼此間就建立了愈來愈強的連結，到最後，任何一個單獨的因素都可以誘發憂鬱的產生。一瞬間的失敗想法可以導致強烈的疲憊感；家人的一點意見可以引發紛至沓來的情緒，像是罪惡感與悔恨，而這又增強了無能的感覺。因爲這些向下的漩渦是如此輕易地就會被輕微的事件或情緒起伏所啓動，感覺上就像它們不知是從哪兒冒出來的。一旦憂鬱掌控了一切，我們會覺得無力去避免惡化或是無法改善。不論試圖去控制自己的想法或是試著要擺脫感覺，都是徒勞無功的。

要怎麼做，才能避免尋常且可理解的不愉快情緒變得盤旋不去或惡化成爲憂鬱呢？首先面臨到的挑戰將是去瞭解以下的問題：對於改變自己的感覺，爲何我們會覺得如此無力？以及，儘管我們努力想要控制這一切，爲何這只會讓我們愈陷愈深？如同我們在序論所說的，我們將發現這一切都有很好的解釋：並不是我們不夠努力或者我們有什麼問題，而是因爲我們的努力，把我們帶到錯誤的方向去了！

從憂鬱中掙脫並重獲自由是可能的，但這份自由來自於我們從一種全然不同的觀點，來理解到底眞正的問題爲何。這種觀點將作爲一份地圖，指引我們進入一個存在於自身及個人經驗當中的新領域，讓我們得以開發並駕馭那些大部分人不曾想過自己所擁有的，內在的心靈力量。

【第二章】

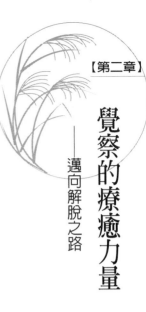

覺察的療癒力量

——邁向解脫之路

一而再的憂鬱並不是我們的錯，一開始我們只是覺得不大好，等到發現時已經陷入漩渦之中，再怎麼掙扎也沒有用。事實上，我們愈是掙扎，就陷得愈深。一開始我們會因爲心情不好而責怪自己，特別是心情愈糟時愈會這麼做，但實際在運作的是一種特定的心理模式，或者心智模式，在我們幾乎沒有注意到或瞭解到發生了什麼事的時候，它就已經被這些不愉快的情緒自動啓動了。

爲了瞭解這些心理機制到底是什麼，我們必須探索情緒以及我們如何對情緒做出反應，這樣的探索可以彰顯掙扎本身如何讓我們愈陷愈深，以及我們爲此責怪自己是多麼地不公平。更重要的是，透過瞭解憂鬱的心智運作模式如何困住我們，能夠爲我們開啓另一扇門來處理情緒：從本質上提升到一種不同的心智模式，把這樣的提升收進心裡，每當事件發生的時候反覆地練習，那麼我們與憂鬱之間的關係將有機會轉變，並且釋放自己而不再受其掌控。

情緒的角色

我們的情緒是不可或缺的信使，它們演化成一種訊息來幫助我們滿足生存和安全的基本需求，使個人得以存活，而種族亦得以延續。人類情緒的種類和功能非常精密，不管內在或外在的表現和內容，經常都是豐富動人而複雜的。儘管如此，情緒的基本種類並不多，最重要的包括快樂、難過、害怕、厭惡、憤怒等，每種情緒都有全套的反應來對應特定的情境：面臨危險的威脅時會產生恐懼；失去重要的東西會讓我們難過與悲傷；面對非常不喜歡的事物時會感到厭惡；重要目標被阻礙時會感到憤怒；當需求被滿足時我們感到快樂。自然而然地，我們注意這些訊息，它們會告訴我們怎麼做才能存活，甚至茁壯。

對大部分情緒來說，情緒反應都演化成暫時性的，也必須如此，因爲這個信使必須對每一刻的需求保持警覺並且發出訊息。只要警報的對象還在，初始的情緒反應就會繼續下去，這通常是幾秒而不是幾分鐘；假如持續更久的話，我們對於接下來外在環境的改變將會變得比較不敏感。我們可以在非洲草原瞪羚的行為中清楚看到，當掠食者開始追逐牠們時，恐懼驅使牠們拚命地奔跑，一旦其中某隻瞪羚被抓住了，其他瞪羚馬上若無其事地開始吃草，彷彿什麼事都沒發生過一樣。當情況改變，危險過去，瞪羚們為了生存，仍然要繼續覓食。

當然，有些情境會持續下去，所以我們也會不斷有情緒反應。當我們親愛的人逝去，傷痛可能會持續許久，在失落之後，哀傷可能不斷無預警地襲來，使我們痛苦幾個星期甚至幾個月。即便如此，我們的心仍然有辦法自我療癒。即使是悲傷，大多數的人都會發現，一點一滴地，生活終將回歸到常態，他們又開始重新找回笑容。

然而，為什麼憂鬱與痛苦在事情過去後還是不會消失？為什麼有時候，不舒服和不滿足的感覺會一直持續下去？簡單來說，這些情緒不會消失，是因為我們對於自己的情緒本身又產生情緒反應，使得它們不斷繼續下去。

我們對於情緒本身的情緒反應所帶來的問題

凱洛發現她通常在就寢前會覺得「有點糟」，為此她覺得困擾，特別是有時候她找不到導致這種感覺的具體事件是什麼。「就像上禮拜五，」她解釋，「安妮來找我，我們看了整晚的電視，一切都很好。不過當她走了以後，我一邊收拾家裡，難過的感覺一邊開始蔓延，我開始想著以前朋友讓我失望的那些時刻。這時候我心裡又開始重複這句話：**爲什麼我又覺得很糟，並且把這些悲慘的過往都挖出來？難道是我整個晚上心情都不好，只是因爲安妮在這裡，使我分散了注意力，還是睡前的這份寂靜抓住了我？**」

爲了不把注意力都擺在低落的心情上，凱洛常在床上看書或看電視……但她發現這麼做大都沒什麼用，她很快就被自己的想法拉走了。

「我想找到自己爲何這麼感覺的原因：**今天發生了什麼事讓我有這樣的感受？**通常我可以想出一些不好的事，像是珍妮沒跟我講一聲就出去吃午餐，我會覺得我們還算不算朋友之類的。但這通常都不足以解釋我現在的感受，所以我開始覺得自己這樣是不是有什麼問題，因爲其他人看起來都挺快樂的。很快我就挖出一大堆不好的事情，我開始去想，**也許我就是一直會有這種感受，這樣下去我的人生會變成怎樣？那麼我該怎麼跟其他人相處，或怎麼做我的工作？有一天我會真的覺得快樂嗎？**當然，這麼想會讓我更糟，到最後我眞的覺得自己一敗塗地：每件事對我都很吃力——交朋友，工作，每件事。

「有時候我可以看到自己正在做什麼：我正把自己搞得更淒慘。或許窗外的噪音讓我分神了一下，在這個片刻我突然看見自己感覺有多糟，我眞的被自己嚇到，居然可以糟到這種程度。這個禮拜有一次我躺在床上，心情沮喪。當我換了一個位置，這種移動的感覺，讓我突然想起幾分鐘前那種蓋著棉被的感受——一種深層的、享受的、舒服溫暖的感覺，涼爽的床單還有柔軟的枕頭幫助我好好休息，那一刻所有事情都很好。我瞭解到要是沒了這些感覺，對我而言會有多可怕，所以我就像其他時候一樣對自己說：**這麼想對我一點好處都沒有，但隨後我又對自己說：那爲什麼我又一直對自己這樣呢**？然後我又開始另一回合的胡思亂想，想著我到底哪裡有問題。」

凱洛可以看見自己對難過情緒的反應，反而讓她變得更悲慘。她非常努力地想弄清楚她到底在想些什麼，但這個想讓自己好過一點的嘗試，卻使她覺得更糟。

> 我們對痛苦產生的反應，可以把那原本短時間就會消逝的難過，轉換成持續的不滿足和痛苦。

重複或持續憂鬱的問題並不在於一開始的難過，難過是一種正常的心理狀態，是人類與生俱來的一部分。幻想可以擺脫難過是不切實際也不必要的，問題是難過後緊接著會發生什麼事。問題不在於難過本身，而是我們的頭腦如何對難過做出反應。

「讓我逃離這裡！」

事情的眞相是，當情緒告訴我們某些事情不對勁，感覺也清楚是不舒服的，這時情緒被設計成強烈的訊號，好讓我們可以有所行動，去改變現況。假如訊號不痛不癢，沒有危急到需要行動，那麼當看到卡車急駛而來，我們會從路上跳開嗎？看到小孩子被欺負，我們會插手干預嗎？我們會去避開那些厭惡的事情嗎？只有當頭腦認爲情境中的問題已經解決了，這些訊號才會自己關掉。

當我們的情緒訊號傳達：有個「外面」的問題需要解決，譬如說一隻兇猛的野牛或一場猛烈的暴風雨，這時會想做點什麼去閃避或逃開是合理的。我們的大腦會啓動幾乎整組的自動化反應模式，來處理任何可能威脅我們生存的事物，去除或避開那些威脅。這種會讓我們產生負面感受，並想要逃離或消除它的內在反應機制，稱之爲「嫌惡反應」（aversion）。嫌惡反應強迫我們對情境做出適當的回應，然後關掉警告訊息，就這一點而言，它還滿稱職的，有時候甚至可以救我們一命。

但不難想見，如果我們對於「裡面」的問題（想法、感覺、對自己的看法）也有同樣的嫌惡反應，那將會帶來不良的影響，甚至可能危害到我們自己。沒有人可以逃離內在的經驗感受，也沒有人可以用攻擊或殲滅的方法，來消除那些不愉快的、沉重的、有威脅的想法與感受。

當我們對自己的負向思考與感受做出嫌惡反應時，大腦迴路中包含逃避、投降或防禦性攻擊的部分（大腦的「逃避系統」）會被啓動，一旦這個機制被啓動，我們的身體會緊繃起來，就像準備要逃跑或攻擊一樣。我們同時可以感覺到嫌惡反應對心智的影響，當滿腦子都是想要逃離難過或是想跟這些感受分割開來的念頭，我們整個體驗到的就是一種緊縮。去除這些感覺是一件令人無法抗拒，但實際上卻無益處的工作。我們的心智因爲被驅使去專注其中，而逐漸變得封閉，使得我們的生命經驗變得狹隘。不知怎麼地，我們感到被禁錮、被局限住，生命的選擇愈來愈少，我們也感到與期待想擁有的可能性之間的連結逐漸被切斷。

我們可能不喜歡甚至是厭惡自己或他人的情緒，諸如恐懼、難過、憤怒等。要是我們曾經被教導不要過於「情緒化」，會更覺得表達自己的情緒是不適當的，甚至覺得如果自己有情緒是不好的。或是我們可能也清楚記得那種會拖很長一段時間的情緒經驗，像是悲傷，一旦類似感覺又浮現的時候，會讓我們擔心不已。

當我們以負面的方式回應自己的負向情緒（譬如嫌惡反應），把情緒當做敵人一樣，想要克服、戰勝或連根拔起它們，麻煩就來了。所以我們必須瞭解嫌惡反應的運作，才能掌握到底是什麼使得我們困在持續的痛苦中。我們的麻煩在於：**當下所經驗到的痛苦，引發了舊有**

的、非常無助的思考模式。

情緒與記憶

你曾經重回很多年沒去的地方嗎？那也許是你很小的時候去過的地方，在到達目的地以前，你對於那時發生了些什麼事可能印象已模糊，可是一旦回到了那個地方，走在街道上，氣味與聲音會把一切都帶回來。不僅僅是記憶，還有種種感覺，像是興奮、哀傷或是初戀。當你重遊舊地，在以往的情境脈絡下，我們可能會回想起之前不論怎麼努力，都想不起來的事物。

情境脈絡對於回憶有著難以置信的效果，記憶專家鄧肯．格登（Duncan Godden）與艾倫．巴德利（Alan Baddeley）發現，當深海潛水夫回想某些在沙灘上記住的事，他們傾向一下水就忘記，而回到陸上就完全想起來；反之亦然，假如他們在水裡背誦了一些字彙，在陸上的時候，他們對這些字彙的記憶表現就不怎麼好，但是回到水裡時記憶又回來了。海裡和沙灘上都是記憶強而有力的情境脈絡，就像回到小時候住過的小鎮或以前常駐足的校園場景一樣。

被情緒引發的記憶

近幾年來，心理學家有一重要發現，便是我們的情緒狀態對於心智有廣泛的影響力。情緒的作用就像我們內在的情境脈絡一樣，如同海洋之於潛水夫，當我們處在跟過去某個時刻相同的情緒狀態時，就像再次回到海裡那個特定的位置，相關的回憶與思考模式都會回來。**當重回到那個情緒狀態，不論我們想不想要，過去曾出現在心裡或現實世界中讓我們痛苦的想法和回憶，都會很快地自動浮現。**當那樣的情緒再度出現，相關的想法與記憶也跟著出現，**包括造成該情緒的思考模式。**

由於每個人有不同的生活經驗，過去曾引發痛苦的經驗也因人而異，因此**每個人在某個時刻被情緒所引發的記憶及思考模式都是獨特的。**假如過去讓我們悲傷的主要經驗是失落，譬如說儘管爺爺奶奶的過世在意料之中，我們也走過了那段悲傷，但當日後我們感受到失落，即使只是一瞬間，這種感覺就會把過去的那些回憶都帶回來，我們或許又覺得難過。去意識到這個失落並把焦點轉移到其他的事情，對我們來說並不難。在這種情況下，悲傷會隨著時間逐漸淡去。

但假如我們之前痛苦或憂鬱的經驗，來自於那些讓我們某種程度認爲或感覺自己不好、沒有價值，或是個騙子的情境呢？如果是在童年或青少年時期，那時我們還不像現在這麼成熟，卻經驗到被拋棄、虐待、寂寞或徹底失敗等難以承受的感覺，很不幸地，就我們所知，許多成年後變得憂鬱的人都有類似的經驗。如果這些經驗是我們童年中很重要的一部分，那麼現在即使體驗到的只是一瞬間的憂鬱，那些讓我們憂鬱的思考模式以及認為自己不好的感覺，都很有可能捲土重來。

這就是為何我們對於痛苦的反應如此不良：我們經驗到的並不只是難過而已，還加上那些被喚起的強烈缺陷或不足的感覺。這些思考之所以這麼具有殺傷力，是因為我們常常不知道它們只是記憶而已；我們並沒有意識到，現在認為自己不好的感覺，是被舊有的思考模式所引發。

凱洛十四歲時，隨著父母搬家而換了學校，她因而失去原本的朋友，雖然大家都說會保持聯絡，但實際上並沒有。她發現在新校很難交到朋友，於是她獨來獨往，也不參加其他人的活動，不久後她就被徹底忽略了，她感到寂寞、孤立、不被需要。

凱洛等不及要從高中畢業，直到大學她才開始找回自己。然而，她開始受到無預警的情緒變化所苦，讓她精疲力竭，退縮到孤獨的角落，有時甚至持續好幾個星期。她的情緒有可能在任何時候變差，最近連輕微的難過都足以引發一系列過去曾有的無價值感，使她覺得寂寞、沒有朋友。一旦這個過程發生了，她發現自己很難把注意力拉回到正在做的事情上，整個人都被情緒佔領。

凱洛的經驗清楚顯示了那個也折磨著許多人的過程，一旦痛苦情緒引發了負向的記憶、思考、感覺，它們就會強行進入我們的意識當中，並產生兩種效果。第一，它們自然會增加我們的痛苦，使心情更憂鬱，就像凱洛所發現的那樣；第二，它們會產生一種看似緊急事件的效果，使我們的心智必須優先處理它們，所有焦點都放在我們的缺點以及能怎麼改進，這種優先處理的要求是如此強勢，以至於我們無法將注意力轉移到其他事情上，所以會發現無法自制，一再努力找出自己對人或事上到底出了什麼問題，並想辦法修正它。

究竟要怎麼做，才能從這種看似迫切而合理的努力中脫困？即使我們苦苦思索，想要把注意力轉移到其他事情上面，讓心情可以好過一點，我們仍然深陷其中。挑出一件事並且逼出個答案，似乎總是我們最想要做的事——弄清楚我們到底是什麼地方不夠好；想要找出要怎麼做，才可以消弭持續的痛苦所帶來的浩劫。然而實際上，以這樣的觀點來看待問題，就好比用錯誤的工具來做事一樣，只會繼續滋養我們的痛苦，並使我們困在各種痛苦的想法與記憶之中，這就像在眼前有一部恐怖電影放映著：雖然我們並不想看，但也沒辦法撇開頭去。

關鍵時刻

在覺得痛苦的當下，我們無力去改變那些過去的記憶、自我挑剔與批判式的思考模式，因爲一切都是如此自動地發生，但也許我們可以改變接下來所發生的事。

如果凱洛可以瞭解當自己的情緒開始低落時，將會啓動那些過去生命中感覺孤獨、被誤解與被貶低的心智模式，也許她就比較能夠對這一切放手，繼續過生活，或至少能對自己稍爲好一些。

我們可以學著用不同的方式與痛苦相處，第一步就是看清楚我們如何困住自己，特別是要更加覺察我們的心智模式是如何開啓並造成更多痛苦的。

行動模式：當批判性思考自願去做一件它做不來的工作

當憂鬱情緒引發負向思考，說我們自己才是問題所在時，雖然我們想要立刻從這種感覺逃離，但是一堆不愉快的回憶已經被挖了出來——不只今天不對勁，整個人生都不對勁。就像被關在牢獄之中，無論如何都要想辦法逃出去。

問題在於我們想要透過解決問題的方式，來處理情緒：我出了什麼問題？爲什麼我總是

覺得痛苦？在搞清楚發生了什麼事情之前，我們已經無法自制地一再努力去尋找自己對人對事出了什麼問題，並想辦法修正它。我們把所有的心理能量都投入解決問題，而我們依賴的，就是自己的批判思考。

不幸的是，那些批判思考技巧對這件任務來說，**正是一種錯誤的工具**。

我們對於自己批判式的分析思考相當自豪，這是人類演化史上最偉大的成就之一，它使我們得以避免生命中的各種災難。是以每當我們發現自己「內在」或情緒不對勁時，心智自然就會立刻啓動那個處理「外在」問題相當有效率的模式。這種模式透過仔細分析、問題解決、判斷與比較，來減少事情的現狀與我們想要達成的狀態之間的差距，因此我們稱這個過程爲**心智的行動模式**（doing mode），這種模式讓我們把所聽到的種種都當作是行動的要求，並據此做出反應。

我們之所以啓動行動模式，是因爲它通常對於達成日常生活中的目標，或解決工作相關的技術問題相當有益。拿一件日常生活中的小事來說，例如規劃一趟開車的路程，行動模式可以幫助我們先設想我們目前在哪裡（家中），以及想要去哪裡（體育館），然後自動聚焦在這兩個目標之間的路程，採取行動以縮小其中的差距（進到車裡並開車），接著持續監控兩個目標之間的差距是否縮小，以確認行動是否奏效，並視需要調整行動來確保差距縮小而非增加。如此重複運作，直到最後我們到達目標，行動模式便準備接手下一個任務。

這個策略提供我們一個普遍的方法來達成目標與解決問題：假如有某個我們想要達到的目標，我們就專注於縮小現在的情況與目標間的差距；若我們想避免某件事發生，就專注於擴大現在的狀況與目標間的差距。行動模式不只協助我們應付日常生活的瑣事，也是人類完成許多改變外在世界的偉大成就之基礎，從建造金字塔、摩天大樓到人類登上月球，這些成就都需要精密的問題解決能力。很自然地，如果我們想要轉換內在世界，例如讓自己變得更快樂或從痛苦解脫，我們的心智也會動員一樣的心理策略，然而很不幸地，這正是一切可怕錯誤的開始。

為何不能把情緒當作問題來解決

想像你正走在風和日麗的河岸，你覺得有點沮喪，有點不舒服。一開始你還沒眞正留意到自己的情緒，但沒多久你開始注意到自己並不開心，但同時你也察覺到陽光是那麼的燦爛，於是你心裡想著今天天氣眞好，**我應該覺得快樂才對**。

仔細想想這句話：**我應該覺得快樂才對**。

現在你有什麼感覺？**假如你覺得更糟的話**，這很正常，實際上幾乎每個人都有同樣的反應。爲什麼？就情緒來說，因爲去比較自己目前的感受與想要的感受（或我們覺得應該要有的感受），關注於兩者之間的差距，反倒使我們變得更不快樂，更遠離了想要的狀態。當情境與我們預期不同時，專注於解決兩者之間的差距，正反映出心智習慣性的策略。

當情緒不是非常強烈時，我們自然不太會注意到去比較目前的情緒與想要的情緒之間的差距所帶來的些微不快。然而，如果心智進入了行動模式——試著要解決「問題」，像是「我到底有什麼問題？」以及「爲什麼我這麼沒用？」——**我們就可能會被困在那些想要拯救自我的想法之中**。心智會很自然地把正在處理的相關想法帶進來，並一直保留在意識之中，譬如說我是一個什麼樣的人（哀傷而寂寞的）；我想要成爲一個什麼樣的人（平靜而快樂的）；假如難過繼續持續下去，轉變成憂鬱，我會害怕變成一個什麼樣的人（可憐與懦弱的）。行動模式會持續關注在這些想法彼此間的不一致，也就是自己是否與想成爲的有所不同。

當行動模式開始試著要幫忙的時候，它會聚焦在我們想要成爲的樣子，以及我們怎麼看待自己這兩者間的不一致，使得情況更雪上加霜。行動模式會使用心理時間旅行的方式來「幫忙」，召喚過去有同樣感受的時刻，好弄清楚到底出了什麼問題；接著想像未來我們痛苦的悽慘模樣，這是爲了提醒自己要想盡辦法避免這種下場。在這個過程中，我們心中所浮現過去失敗的回憶，以及可怕的未來場景，兩者攪入原本就已經惡化的情緒漩渦。如果過去愈是痛苦，我們當下情緒所引發的影像與內在語言就愈是負面，而愈受舊有模式控制。然而，這一切對現在而言就像是眞的，那些無價值與寂寞的感覺模式非常相似，然而我們非但無法看出這些類似的感覺是一種心智快要掉到舊有模式的警訊，反而**會把這些相似的感覺都當作是眞的**。這就是爲什麼不管家人與朋友怎麼鼓勵，我們就是無法振作起來，因爲我們沒有辦法放手。行動模式堅持目前首要的就是找出並解決「問題」。於是我們用更多的問句來打擊自己：「爲什麼我總是有這種反應？」「爲什麼我不能把事情處理得好一點？」「爲什麼只有我有這種問題？」「我做錯什麼要遭到這種報應？」。

你可以把心智的這種自我關注與自我批評的模式，當作是**憂愁籠罩的狀態**（brooding），心理學家稱之爲**反覆思索**（rumination）。當我們反覆思索時，便困在不快樂的事實以及不快樂的原因、意義和結果當中。研究顯示，假如我們過去傾向用這種方式對待自己的悲傷與憂鬱情緒，以後當情緒開始低落的時候，我們也愈有可能使用同樣的策略想「幫上忙」，但卻產生同樣的效果：我們被困在原本想要逃離的情緒之中，結果反而提高了重複經驗到不快樂的風險。

爲何我們要反覆思索？就像凱洛一樣，爲什麼我們老是抓著那些讓我們變得更糟的想法？當研究人員問那些反覆思索的人爲何要這樣做時，答案很簡單：他們相信這麼做可以幫助自己克服痛苦與憂鬱，而不這麼做的話則會讓情況愈變愈糟。

在心情低落時之所以會反覆思索，是因爲我們相信透過這種方式可以找到問題解決之道，然而研究結果卻顯示恰好相反：在反覆思索的時候，問題解決的能力反而會下降。所有證據都顯示一個明顯的事實：**反覆思索是問題的一部分，而不是解決之道**。

想像在開車的途中，每次我們想確認是不是更靠近目的地時，卻發現反而愈離愈遠，這就好比當我們召喚行動模式時，情緒與感受的內在世界所經歷的狀態。這也就是為何我們會說「我不知道為什麼感覺這麼憂鬱，我又沒什麼好憂鬱的」，卻發現自己變得更不快樂了。就好比每當我們確認有多靠近「感覺快樂」這個目的地時，卻發現愈離愈遠一樣；我們似乎沒辦法停止提醒自己感覺有多糟。

打翻的牛奶

在一九四〇年代，歐洲仍然處於二次世界大戰期間，當時有一個英國的酪農正在對新來的工人說話，這個工人因傷撤離前線，現在學著如何把牛趕回牛舍回到牛欄裡，以及替牛餵食、清洗、擠奶，把一桶桶牛奶提到冷藏室，然後再送進奶油攪拌器。這個工人在攪拌時打翻了一些牛奶，於是他拿起水管想要用水沖洗乾淨。農夫回來的時候，看到工人絕望地盯著自己弄出來的一大灘白色泥水，於是他說：「嗯，我知道你的問題出在哪裡：一旦水跟牛奶混在一起以後，看起來都一樣，假如原本打翻一品脫，看起來就像一加侖那麼多；假如打翻一加侖，看起來就像……嗯，你現在所站的這個池塘。祕訣在於你只要處理灑出來的牛奶，讓它們自己流掉，把剩下的掃到排水孔裡，等到差不多都乾了，你就可以用水沖洗了。」

被工人打翻的牛奶現在混合了他原本想用來清洗的水，結果看起來全都一樣。我們處理情緒的時候也是這樣，想要去清理它們的念頭，卻可能讓它們變得更糟，然而我們並不知道發生了什麼事：它們看起來全都一樣，反而使得我們更努力地想去清理它們。沒有人會提醒我們，「等等，你現在感覺多出來的痛苦，並不是一開始那些痛苦的一部分。」沒有什麼會在「那裡」提醒我們，即使出發點是好的，事實上我們卻讓自己的情況變得更爲惡化。

諷刺的是，在這些發生的同時，一開始啓動整個過程的情緒也會消退，但我們並不會注意到它的逐漸消逝，因爲我們正忙於擺脫它，以及擺脫我們所創造出來的更多痛苦。

> 反覆思索總是產生和預期完全相反的結果，它只會帶來更多痛苦。雖然這是一種努力的嘗試，但它卻無法解決問題。處理痛苦需要一種全然不同的心智模式。

反覆思索之外的另一個選擇

如果凱洛在收拾家裡的時候，可以用不同的方式面對突如其來的情緒，她也許就不會迷失在思考、思考、再思考的漩渦之中。她可能會瞭解到一開始的感受，是發生在與朋友相處時光結束時常有的一種短暫的難過。當朋友離開會覺得難過，不需要進一步去挖掘更多的

「原因」。然而，我們並不喜歡難過，因爲它很快就會轉變成一種我們不完美或有缺陷的感覺，所以我們很快就把理智叫進來，處理「是什麼」以及「應該是什麼」兩者的差距，因爲我們不能接受這種不舒服的訊息。我們想對傳遞訊息的情緒開槍，結果卻射中自己的腳。

當負面的情緒、記憶與思考模式**在此刻升起**時，有另一種不同的策略可以處理；演化給了我們另一種不同於批判思考的方式，人類才剛開始瞭解這種能夠轉化我們的力量，稱之爲覺察（awareness）。

內觀：覺察的種子

就某個角度來說，我們早已具備這種特殊能力，只是被心智的行動模式所遮蔽了。這種能力是透過覺察本身而非批判思考來運作，稱爲心智的**同在模式**（being mode）。

我們並不單單只是**想到事物**，同時也透過感官直接經驗它們。我們能夠直接感覺到鬱金香、車子、涼風，並且對它們有所回應，也能覺察當下所經驗的一切。對於事物與感覺，我們有一種直觀（intuitions），並非只是透過頭腦來瞭解事物，也用心與其他感官來知曉事物。更進一步，我們還可以對自身的思考有所**覺察**；思考並不等於全部的意識經驗。**同在模式知曉事物的方式全然不同於行動模式的思考**，這並不代表它是一種更好的方式，只是一種不同的方式。它可以給我們一種全然不同的生活方式，去面對情緒、壓力、想法與身體，而且這是一種我們與生俱來的能力，只是被我們忽略，尚未好好發展。

對於「行動模式」製造出來的問題，「同在模式」正是解藥。

透過培養同在模式的覺察，我們可以：

・突破頭腦的限制，學著直接體驗世界，不需要永不停歇的想法來評論。**我們可以打開自己，體驗生命賜予我們快樂的無限可能。**

・將想法視為來來去去的內心事件，如同白雲從天空飄過，不需要將它們照單全收。**那些我們不好、不被愛、沒有用的想法，最後可以被看成只是一種想法，而不必然是事實，因而較容易不去理會它。**

・活在每一個當下。**當我們停止緬懷過去或憂心將來，便可以對那些以往忽略的豐富訊息敞開胸懷，這些訊息可以使我們免於陷入負面情緒的漩渦，並開啟更豐富的生活。**

・從頭腦的自動導航系統脫離，經由感官、情緒與心智來讓自己變得更為覺察，**以幫助我們依據真正的需求採取正確的行動，更有效率地解決問題。**

・避免一連串的內心事件讓我們陷入憂鬱。**當養成覺察之後，我們能夠及早辨識可能變得憂鬱的時刻，並使用能夠避免繼續惡化的方式來應對情緒。**

・不要因爲當下的不舒服，就強迫生活變成某種特定的型式。**我們將能看見，當想讓事物變得和它們現在的樣貌不同時，反覆思索就開始了。**

這本書接下來將仔細地告訴你如何培養這種覺察，其中最核心的技巧就是內觀（mindfulness），它將對你的生活產生深刻的影響。

什麼是內觀？

內觀是在當下透過有意識的專注，以一種不帶評價的方式，如實地覺察。你可能會問要專注於什麼呢？專注於每一件事，特別是那些我們視爲理所當然或忽略的事，譬如說專注於構成經驗的基本成分，像是我們如何感覺、心中在想些什麼、我們到底如何覺知或瞭解事物的。內觀意味著專注在事物每一刻的如實呈現，不論它們是什麼，而非我們希望它們是什麼。爲何這樣的專注能有助益呢？因爲反覆思索讓低落的情緒持續且不斷地回來，而專注正好是反覆思索的對立面。

首先，內觀是有意識的。在我們培養內觀的過程中，對於當下的現實與選擇都可以有更多的覺察。我們可以帶著覺知來行動。另一方面，反覆思索通常是一種對刺激的自動化反應，它等同於沒有覺察，徒然迷失在想法裡。

其次，**內觀是經驗式的，而且直接關注於當下的經驗**。相反地，當我們反覆思索時，我們被思緒與抽象概念所佔據，這與直接的感官經驗相去甚遠。反覆思索會把我們的想法推到過去或是想像的未來。

第三，**內觀是不帶評價的**，它的好處在於允許我們觀看事物當下的面貌，並允許事物以原本的樣態存在。相反地，評價與判斷是反覆思索與行動模式不可或缺的部分，在判斷分類（好或壞、對或錯）時，必須使用某種內在或外在的標準來評斷事物或自己。自我批判的習慣有著精巧的偽裝，表面看似可以讓我們的生活變得更好，或者讓我們成為更好的人，但實際上這樣的習慣就像一個無理專制、貪得無厭的暴君。

透過培養內觀，凱洛也許能夠覺察到外在事件、內在感受、想法與行為之間錯綜複雜的連結，並愈來愈注意到這些成分如何觸發彼此，以及觸動整個憂鬱的過程。她可能不再重複掉進永無止境的憂鬱之中，因為她現在有更聰明的新方法來面對當下的經驗。她甚至可以學會在覺得最脆弱無助的時候，對自己寬容體恤一些，這也許能增加她培養新嗜好與認識新朋友的熱忱。

本書接下來會向讀者解說，培養內觀並不只是去注意那些從前不曾注意的，而是要學著去覺察：當**心智模式**不當地作用在我們本身或情緒上時，將會如何困住我們。接下來的章節將描述一些實用的技巧，使我們脫離這些無所助益的模式，轉換成另一種不會困住我們的模式。隨著維持內觀的能力增加，當允許情緒來去自如時，我們將可以用一種不帶評價與對自己寬容的方式，來探索到底發生了什麼事。

在下一章裡，你將看到內觀的練習如何教導我們轉換爲同在模式，使我們變得更能與情緒和平共處，畢竟情緒並不是我們的敵人；情緒是訊息，它以一種最爲根本與親密的方式，將我們與活著的冒險和體驗重新連結。

【第二部】

一個片刻接著一個片刻

【第三章】

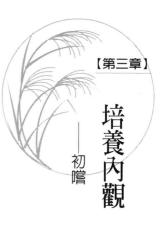

培養內觀

——初嚐

有一位知名的遊記作家，受邀到一個富裕的日本家族住處用餐。主人邀請了許多賓客，並宣布有重要的東西要與眾人分享。當天的菜單當中包含了河豚，這在日本是極品珍饈，部分原因是河豚有劇毒，非得有技術高超的廚師來去除毒素不可。因此，送上這樣的餐點，對客人來說是極大的榮耀。

當這道備受期待的菜端到面前時，這位座上貴賓，也就是作家，他每一口都細細品嚐，而這道佳餚的滋味的確是沒有其他東西可以比擬。當主人問起他覺得如何的時候，作家著迷於這魚的美味，他根本不需要去誇大，因爲跟他嚐過的美食比起來，這眞的是人間美味。可是主人這時告訴他，他剛剛吃的不過是一般的魚而已，另外一個不知情的客人已經把河豚肉吃掉了。這個作家所學到的「重要事情」，不是這稀少而昂貴的美食嚐起來味道如何，而是假如他可以全神貫注地品嚐，一道家常菜也可以這麼好吃。

覺察的狀態

儘管這個作家吃了平常的魚，他卻有了不尋常的經驗。這個經驗被專注以及隨之而來的覺察提升所帶出來，歸功於宴客的主人巧妙地安排了這個機會。這本書的基本功課，在於我們可以學習如何提升相同品質的注意力到任一經驗上，並藉此轉換經驗的本質。這種類型的覺察（稱之爲**內觀**）不只是更完全的專注而已，而是不一樣的專注——要改變的，是我們專注的型態。

假如有人問起，大部分人都會說：我有專心啊——爲了把需要做的事情完成，這是我們必須做的；或者，假如我們長期感到不快樂，也許會覺得自己已經太過覺察了——至少對在低潮時所感受到的痛苦是如此。但是在沮喪的時候，我們習慣給出的注意都是狹隘的，就像第二章所討論的，我們傾向把注意力集中在想要解決的問題上。所有那些腦袋告訴我們和當下問題無關的一切，都會退出視野之外。經由內觀，我們可以經驗到萬物如實存在的生命片刻，而不是一開始就讓想法拉著我們到不想去的地方。內觀可以把我們從反覆思索的陷阱以及無止盡的「行動」（doing）當中釋放出來，以避免陷入更深的不快樂和憂鬱。

正如上一章末了時所提到的，當我們**在此時此刻有意識地、不帶批判地專注於事物本來的面貌，因而產生的覺察**就叫作內觀。它可以讓我們從「行動」的狀態提升到「同在」的狀態，因此在採取行動之前，我們將能接收到所有經驗要告訴我們的訊息。內觀的狀態（being mindful）意味著我們在某一刻中止自己的判斷，把爲了將來所設下的眼前目標放在一旁，接受當下的眞實樣貌，而不是我們想要它成爲的那個樣子。即使我們注意到這些情境引發了各種感覺，像是恐懼，也要用開放的心來接近它。內觀的狀態表示有意識地關掉我們慣用的自動導航模式，像是擔憂過去或害怕未來，取而代之的是調整我們的頻率，用完全的覺察來意識到事物在此刻的眞實樣貌。它也意味著知道想法是一時的內心事件，而不是眞實本身。當我們可以允許自己透過身體和感官來經驗事物，而不是透過大部分未經檢驗的習慣性想法，此時我們會更加接近生命如實的樣貌。

↙內觀並不是指用更多的注意力，而是以不同的、更有智慧的方式來使用注意力——全心全意地，用上所有身體和感官的資源。

吃一粒葡萄乾：初品嚐內觀的第一口

1. 拿取
- 首先，拿一粒葡萄乾放在手掌心，或者放在你拇指和手指之間。
- 專注在葡萄乾上，想像你剛從火星來到地球，並且這一輩子從未看過這樣的東西。

2. 觀看
- 花時間好好地看著葡萄乾，小心翼翼、全神貫注地凝視著這粒葡萄乾。
- 讓眼睛去探索葡萄乾的每一個部分，去觀察它突起發亮的地方，凹陷陰暗的地方，它的縐摺和脊線，以及任何不對稱或者特別的形狀。

3. 觸摸
- 讓葡萄乾在你的手指間翻轉，探索它的質感，或許閉上你的眼睛，以提升你的觸覺。

4. 嗅聞
- 把葡萄乾放在你的鼻子前面，將它所有可能產生的氣味、芳香或香味都吸進來。在你這麼做的同時，也留意嘴巴和胃可能會產生的有趣反應。

5. 置放
- 現在慢慢地將葡萄乾拿到你的嘴邊，留意你的手掌和手臂是如何準確地知道該如何以及在什麼地方擺放它。輕輕地把葡萄乾放進嘴裡，先不要嚼，留意它一開始是怎麼進到嘴巴裡的。花一點時間來感受嘴裡的感覺，用你的舌頭來探索它。

6. 品嚐
- 當你準備好要嚼葡萄乾時，留意它需要在哪裡就位，以及是如何被送到那裡的，然後非常專注地咬一兩下，留心之後發生什麼事。當你繼續咀嚼它時，去感受從葡萄乾流洩出來的一陣陣滋味，暫時還不要吞下去，留意嘴裡面純粹的味覺和質感，以及種種這些感受，還有葡萄乾本身如何隨著時間變化，一個片刻接著一個片刻。

7. 下嚥
- 當你覺得準備好要吞下葡萄乾之際，看看你是否可以發現，在意圖吞下葡萄乾這念頭發生前就偵測到它，於是連實際吃葡萄乾之前的念頭都可以有意識地被經驗。

8. 接下來
- 最後，看看你是否可以感覺到滑進你胃裡的葡萄乾還剩下多少，以及在完成了這個內觀式的吃的練習之後，感受你整個身體有些什麼樣的感覺。

你會很難相信自己平常使用注意力的方式是多麼受限，為了親自證明一下，你或許會想要馬上試試這個簡單的實驗，去感受當頭腦有意圖而不帶批判地與某經驗同在的時候，會是多麼地生動鮮明。假如你可以，給自己幾分鐘的時間練習，如果你覺得沒有辦法馬上進行，可以等有空時再來做做看。

假如有時間，也許你想要吃另一粒葡萄乾來試試看，甚至讓整個過程更慢。覺察自己是否有想比較這兩次經驗的念頭，而不是單純地經驗它。

當我們全心投入這麼簡單的練習時，會發生什麼事？就像是先前那個河豚故事的啓示一樣，這個經驗同樣帶給我們許多重要的洞見。湯姆是內觀課程的成員之一，當他把這個經驗跟平常吃飯的方式相對照之後，產生了相當強烈的感受：「我知道我正在吃葡萄乾，跟我平常只是把食物送進口裡比起來，感受是鮮明太多了。」

佳百利也有類似的經驗：「我完全覺察到自己正在做什麼，從來沒有像現在這樣去品嚐過一粒葡萄乾。老實說，我從沒注意原來葡萄乾長這個樣子，一開始它看起來又乾又癟，但是我留意到在燈光下它變得完全不同，像是珠寶一樣。當我把它放進嘴裡，一開始實在很難

這個葡萄乾的練習，說明了當切斷了豐富的感官經驗之後，我們失去的有多少。

不立刻去嚼它，然後我用舌尖去探索它，能分辨出哪一邊是哪一邊——但到目前爲止都還沒有味道。等到我終於咬下去的時候——哇，太美妙了，我從未嚐過這樣的滋味。」

所以對佳百利來說，這樣的不同是怎麼產生的？「這不是平常我會做的，」她說，「這不是我平常吃葡萄乾的方式；我不會這麼關注在我做的事情上面，只是自然而然地做下去。但這一次我眞的專注在正在做的事情上面，而不是想著其他事情。」

在這個簡單的內觀練習裡，湯姆和佳百利體驗到一個和經驗連結的新方式。他們直接對照了兩種不同的經驗，一種是「習慣性行動」的想法，另一種是持續和每一個時刻保持全然的接觸，也就是一種同在模式。他們正在吃，並且知道自己正在吃，這就是內觀的品嚐。

把事情放緩，並且刻意地在感官經驗的每個面向上投入注意力，能夠讓我們察覺到過去未曾注意的事物。葡萄乾的香氣也許跟我們過去想像的不一樣，它對舌頭的觸感也可能是全新的經驗。我們或許從來沒用過這樣的方式去經驗味道本身，這比無意識地一口氣把二十顆葡萄乾倒進嘴裡來得更有滋味。內觀的狀態，可以大幅地轉換我們對於吃這種經驗的本質。

假如內觀的狀態可以這樣轉換我們吃的經驗，那麼對於難過的心情，它又可以做些什麼呢？要是我們難過時可以不逃避，而是面對甚至經歷它，就能夠爲心情帶來一個意念：我準備好要去經驗這個片刻，並且**不去預設或假想它到底是什麼**。到最後，每一個難過的片刻再也不會被經驗成一輩子都毀了，而只是在此時此刻覺得難過。這樣的提升並不意味著會讓我們覺得好過一點，但它能引領我們走向「不需要把憂鬱看得這麼無能爲力」的道路上。

活在當下

珍娜吃葡萄乾的經驗，則告訴我們被拋進心理的時光旅行是多麼容易的事，讓我們沒有辦法去體驗當下這個時刻，並且會把眼前的事件延伸到過去或未來。珍娜第一次嘗試這個葡萄乾的練習，是在充滿壓力的一天結束之後，那一天她爲了完成各式各樣的計畫四處奔波，卻徒勞無功。在這個練習當中，她想到了這一整天的經過：

我女兒昨天帶了一包葡萄乾當零嘴，她沒有吃完。然後她又想到，我餓了，我到現在都還沒有吃午飯。假如傑德沒有打斷我，我應該就有足夠的時間，也許早就可以吃午飯了。

她開始覺得有些煩躁，當她接著想到回家要煮什麼晚餐時，煩躁就消失了，她籌畫起晚上的菜單，這讓她開始猜小孩子幾點才會到家。雖然她的目標是在每一個片刻專心地去感受葡萄乾的樣子、觸感、香氣和味道，但她完全心不在焉。她說：「取而代之地，就是想、想、想，停不下來。」而這些想法把她帶離了現在這個時刻以及對葡萄乾的覺察，她先回到女兒的零嘴，以及被傑德打斷這兩件往事上，然後飛到未來的晚餐和小孩子回家。這不是珍娜本來準備要做的，但是她的想法就好像飛起來一樣，不知飄到哪裡去了。

在這個心智的時光旅行過程中，一旦開始想起有關過去或未來的這些情境，我們一下子就忘記了現在，而完全**被包圍**在過去和未來的想法裡面，好像我們眞的在那裡。我們經常重新經歷記憶中的過往情緒，或者提早經歷了未來還沒有發生的情緒。我們不僅把自己從唯一能直接體驗的眞實也就是此時此刻當中抽離，也讓自己陷入了早已過去或從未發生的痛苦事件中，難怪每次到最後情緒總比一開始來得更糟。

在心智的同在狀態裡，我們學習帶著一種內在的空間感而安住在當下。在現在這個時刻，我們不需要去其他地方；在現在這個時刻，除了完全對現在覺察，沒有額外的事情需要去做。我們可以全然專注此刻的覺察，面對生命在每一個時刻想要展現給我們的。這並非意味著我們不能去回想過去或者計畫未來，而是當這麼做的時候，我們清清楚楚地**覺察到**自己正在這麼做。

把想法當作一閃而逝的內心事件

心智具有思索事情的強大力量，讓我們在採取行動去處理事情之前，能在心裡面先想一遍。它使得我們能計畫、能想像、能寫小說。一旦我們把對事情的**想法**和**事情本身**混淆時，問題就來了。想法包含了詮釋和判斷，而這些都不是事實本身；它們不過就是想法罷了。

我們很容易能分辨心中想像出來的一張椅子，以及我們正在客廳坐的一張椅子，這兩者是不一樣的。但是當心裡思索的事情不具實體——像是個人的價值——就不容易看出當中的分別。自我的價值感這樣的念頭，並不比一張想像的椅子來得更眞實。假如能經由內觀啓動同在的狀態，我們就能夠看得更清楚一點。當經驗在腦子裡來了又去，我們可以學習觀察自己的想法以及感覺，就好像在街上呼嘯而過的車聲、天上小鳥飛過的身影，這些都是一瞬間的。想法是自然而然生成的內心事件，來了，停留一會兒，慢慢也就消失不見。

這個看來簡單卻具挑戰性的提升，能夠讓我們免於想法的控制。當像「我永遠不會快樂起來」或者「我一點也不值得被愛」這樣的想法出現時，我們便不會把它當眞，因爲一旦我們這麼做，只會陷入無止盡的掙扎。事實是這些念頭只是內心的事件，就像天氣一樣，是頭腦在某個時刻爲了某些理由創造出來的。假如能經由內觀式的覺察來瞭解和接受這些想法，

活在當下，並把我們的想法和情緒當作跟聲音、影像、香氣、味道和觸感一樣，都是短暫的訊息，別讓它們蓋過我們的感官所要傳遞的，這可以讓我們免於陷入反覆思索當中。

我們或許終能洞見它們何時出現和如何發生，也就不再需要將它們視爲必須推翻的暴君。

關掉自動導航系統

在吃過葡萄乾之後，許多人都會明瞭自己從未帶著內觀的態度去吃，並開始覺察到用內觀的方式去經驗一顆葡萄乾，和自己平常那種吃法有多大的差距。

寶拉談到了這和她平常吃葡萄乾經驗的差別。

「嗯，我過去從來沒有在這當中得到樂趣，甚至不曾注意到我正在吃葡萄乾。走過去拿葡萄乾來吃不會是一件我想要做的事，它一定伴隨著其他事情一起發生。所以吃葡萄乾只是我在一天當中某個時間必然會做的動作，我未曾很享受的去吃它。」

沒覺察（unawareness）瀰漫在我們的生活裡面，吃是個最好的例子。儘管「吃」這個動作用到了我們所有的感官，我們仍然吃得毫無感覺；可能連續好幾個禮拜，一天吃好幾餐，

➘行動模式會發展出它自己的生活樣貌，特別是當我們感到痛苦的時候。這就是為什麼變得覺知是需要意願和練習的。

卻不知道自己在吃什麼。我們也許邊吃邊說話，邊吃邊看書，或者邊吃邊想其他的事情，把吃完全和心裡的一連串想法和每天生活必須做的事糾結在一起。

營養學者已經提出這種飲食的方式，是造成許多人體重過重的原因之一：我們對於身體所發出的飽足訊息毫不在意。同樣地，當我們沒有完全的警醒和處在當下的時候，我們過去所學，留存在記憶裡的那個會讓我們不快樂和憂鬱的思考模式，就會跑出來控制我們，這是我們自己把控制權交給頭腦的自動導航系統，讓這些意識底層的心理機制可以暢所欲為。

面對每天各式各樣的情境，我們無時無刻不開著這個自動導航系統，也知道它經常帶著我們到沒預期要去的地方。舉例來說，假如今天回家前，我們需要繞一段路去送個東西，一旦我們啓動了自動導航系統，做著白日夢、想解決問題、反覆思索，最後會發生什麼事？當我們到家時，很可能會發現那個東西竟還在車上。當我們心不在焉時，那個循著老路回家的舊習慣就會控制我們。你會發現購物袋裡面裝滿了物品，但就是沒有你原本打算要買的，或者你發現老是重複打那個早就已經是空號的電話號碼；甚至，當你伸手想擦掉兒子臉上的髒東西，卻忘記他已經二十七歲了，此時你大概會笑出來吧。

覺察能避免讓自動導航系統偏好的老習慣決定行動，甚至讓我們在遠遠的地方就看到它，並且認出它來。最終，我們或許會帶著超然與自我寬容的幽默感，看待自己那些反覆思索的模式，就像我們會莞爾看待忘記小孩已經長大、好朋友已經搬家、剛剛出門是要買牛奶的小錯。當我們處於行動模式時，腦子經常被到底發生了什麼事的想法佔滿，在這個情況下，我們或許只模糊地覺察到現下實際發生了什麼；相較之下，同在模式帶著立即的覺察和對當下的感官經驗，每一個時刻都**直接**和生命接觸。這種與經驗鮮明而直接的親密接觸，伴隨著一種完全不同於以往的知曉，是對正在展現的事物有一種隱微的、直覺的、非概念層面的直接知曉；是當我們正在做某件事的時候，知道自己正在做什麼的知曉。

少了覺察，我們習慣走的老舊行徑會讓我們陷得愈深愈久。自動化思考的模式一次又一次地把我們帶到相同的路上，而我們也用同樣的方式來回應，結果帶來一模一樣的糟糕感覺——當憂鬱組成結構的任何一部分被觸動，都會影響到其他部分以及整個憂鬱狀態。沒有覺察，我們便看不到其他的可能性；事實上，沒有覺察就無法帶來改變。

直接地經驗

改變視盲

心理學家丹尼爾．賽門（Daniel Simons）和丹尼爾．列文（Daniel Levin）做了一個研究，想看看走在康乃爾大學校園裡的人們，對於身邊發生的事情到底有多覺察。實驗者手拿一張校園地圖，詢問不知情的路人是否能指出附近某棟大樓該怎麼走，問到一半的時候，心理學家安排兩個人搬著一扇門板，穿過問路者和被問的人中間，因此有一段時間，問路者會被擋在門後，此時第二個問路者很有技巧地代替了第一個問路者——不同的問路者：不同的穿著、不同的身高和不同的聲音。

有多少被問路的人注意到了這個改變？在一次研究中只有百分之四十七的人注意到了，另一次則是百分之三十三的人。許多被問路的人顯然並沒有覺察到發生在眼前的事情：問路者已經換了一個人了。這怎麼可能？當有件事情打斷我們並且需要去處理，我們很快會把解決問題當作鎖定的目標。如同我們在本章開頭所提到的，在行動模式下，頭腦只會選擇跟完成目標密切相關的訊息；在渾然不知的狀況下，我們排除了很多感官收集到的訊息，甚至忽略了正在面前講話的人，心理學家稱之為**改變視盲**（change blindness）。

行動模式把我們的注意力窄化到眼前正在處理的事情上，並將周遭其他事物用一層想法的簾幕都遮了起來，不讓我們去直接經驗。在剛剛提到的研究裡，就是這種窄化的注意力，只鎖定在與目標有關的資訊，使得問路人只是一個問路的人，他是誰根本不重要。當我們吃著東西，但仍停留在行動模式時，這時候大部分的注意力仍停留在想著怎麼把沒做完的事情做好，心中充斥著白日夢、計畫、解決問題、重新想過與排練。從行動模式狹隘的目標觀點來看，菜色、香氣、口感、味道都是無關緊要的，不值得被注意，因此大部分人都沒有發現自己錯失了多少生命中的事物。

洗盤子

你是否曾注意到，我們多常把現在的時間抵押給對未來的承諾？拿洗碗盤當例子，當處在行動模式時，我們想盡快把它們洗完，好進行下一件事情，或者可能心裡想著別的事情，所以並沒有專心地洗。也許我們希望最後有一點自己的時間可以放鬆一下，心裡或許正想著待會兒來杯咖啡該有多好，結果不小心沒洗到一個髒鍋子（更糟糕的是，是某個人發現了我們漏洗的那個鍋子）。或許我們會覺得惱怒，因爲這個髒鍋子害我們不能盡快洗完。最後我們洗完了碗盤，也坐下來給自己倒了杯咖啡，但是我們的腦子仍鎖定在行動模式上，想著其他的計畫和目標，因此即使正喝著咖啡，我們很可能已經想著下一件要做的事情（回電話、查看e-mail、繳帳單、寫封信、辦幾件事、回去念書等，任何可能的事情）。

或許在某個意外的片刻，我們突然回過神來，發現手中的杯子空了。**我剛剛喝了嗎？我一定是喝了，但是怎麼我一點都不記得了？**事實上，我們錯過了一杯剛剛在洗盤子時期待可以坐下來好好享受的好咖啡，就像我們也錯過了所有洗盤子可能帶來的感官體驗：水的觸感、泡泡的光澤，以及菜瓜布刮過碗盤的聲音。

如此一來，生命一點一滴地在我們失神時溜走了，因爲我們總是想到別的地方，根本就不是在當下置身之處，也沒有注意**此**刻面前所發生的一切。我們想像著只有在未來某個時

> **平靜**
>
> 平靜只存在於此時此刻。「等我完成這件事，然後我就可以自由自在地享受平靜。」這麼說是可笑的，什麼是「這件事」？是一張文憑、一份工作、一幢房子還是還完一份貸款？假如你這麼想，平靜永遠不會來臨，因爲總有另外一個「這件事」在現在這件事後面。假如你此刻不能活在平靜當中，你將永遠也沒有辦法。假如你眞心想獲得平靜，你必須現在馬上這麼做，否則它永遠只是個「夢想」。
>
> 一行禪師，《觀照的奇蹟》（Thich Nhat Hanh, *The Sun My Heart*）

刻、到某個地方，我們才會快樂，到時候就「有時間好好休息」，因此我們延宕了快樂，而不向現有的體驗敞開。如此一來，我們失去了每天在面前開展的美好，就像錯失了去體驗洗盤子和喝咖啡一樣。假如我們再不小心，或許會像這樣失去生命大部分的時光。

夢裡尋他千百度

處在行動模式，是爲了完成眼前的目標，把重點擺在我們目前在哪裡與想要到哪裡之間的差距。相反地，同在模式並不考慮事情現在如何與期待它如何兩者的差別，至少在原則上，同在模式並不附帶任何目標的完成。如此無爲的態度，把我們從行動模式狹隘的目標取向中解放開來，它也進一步地隱含著兩個重要意涵。

首先，處在同在模式下，就不需要持續去監督和評估這個世界的狀態，是否和我們預設的目標相符，這意味著

不去評價，接受我們所看到的樣子。在同在模式下，我們發現自己可以中止對經驗的評價，像是它「應該」如何，或者它「本來」該如何、它「正不正確」、它「夠不夠好」、「成功」還是「失敗」，甚至我們「感覺好或不好」。每一個片刻都能夠以它本來的樣貌被接受——它的深度、寬廣和豐厚，而不讓「隱藏的企圖」不斷比較這個世界到底和我們預期的差多少，這眞讓人鬆了一口氣！但是，在這裡需要澄清的是，放手不去監控經驗，並不代表我們就隨波逐流、毫無目標或方向，而是仍能夠有意圖、有方向地行動。強迫性地、習慣性地、或者無意識地行動，並不是動機的唯一來源。因爲我們在同在模式下也可以採取行動，差別在於我們不再那麼狹隘地專注在或者依附在目標上面。也就是說，當事實跟預期或目標不那麼一致的時候，不管它到底是如何，我們不會那麼煩躁或者氣餒。或許，在某些時刻我們會非常生氣，或者甚至無能爲力，但是經由運用覺察來涵蓋這些感受，正如在以下各章所示的覺察態度，將會帶來更大程度的自由，讓我們和事物本來的面貌同在（包含我們所感受到的煩躁），而不去改變它們。

我們已經提示了第二個重要的意涵：當進入同在模式時，就可以把覺察帶入那個不自覺地想依附在某個目標的老毛病裡；每當我們注意到自己的情緒和預期有落差時，會自動產生不愉快的感受和情緒。這時只要從行動模式轉換到同在模式，就會有全然不同的體驗，因爲覺察的提升可以馬上切斷不斷附加上去的負面情緒，而不會繼續煩惱我們的不快樂、害怕我們的恐懼、憤恨我們的怒氣，及對於無法讓自己脫離痛苦而感到挫折。靠著覺察，我們除去了會使不滿足和憂鬱愈滾愈大且難以抵擋的根源，不再無時無刻想著問題出在哪裡，因而能開啓機會，感受自己與這個世界更大的和諧合而爲一。

我們從小就被教導，設定目標並且努力完成是到達快樂的途徑，因此我們很難相信不去堅持某個目標，甚至是一個有價值的目標，會是脫離痛苦的方式。但是，現在我們已經看到，緊抓著「得修正毫無價值的自己」這樣的目標，是如何錯誤地把我們捲進反覆思索和憂鬱的流沙裡面。內觀式的無爲態度，會有助於我們避開這個陷阱。它讓我們戒除批判和責難自己的情緒，並且嘗試從不想要的情緒當中跳脫開來。這樣一來，我們就可以「拔掉」憂鬱性反覆思索的習慣，得到鬆綁、重獲自由的機會。

面對而不是逃避

如同我們說過的，無爲並不是沒有方向地隨波逐流。它意味著打開視野，放眼到我們設定的目標以外的地方；它也意味著與其花力氣拒絕那些我們不想要的情緒，倒不如用接納的態度來面對。但是內觀不是消極的順從，它是一種不管遭遇任何事物，包括那些讓我們往往不是對戰就是逃避的**內在**經驗，都能夠有意識地欣然接受和面對的立場。趨近和逃避都是所有生物基本的機制，也是生存所必須的。這兩者的迴路被設定在大腦特定的位置，而內觀就是趨近的象徵：它包含了興趣、開放、好奇（源自拉丁字*curare*，有「在意」〔to care for〕的意思）、善意和熱情。內觀大師克莉絲汀・費曼（Christina Feldman）說：

> 內觀的意思不是中性（neutral）或者放空（blank）的存在，眞正的內觀是充滿了溫暖、熱情和樂趣的。從使用注意力的觀點來看，我們發現，要怨恨或者害怕任何我們眞正瞭解的人或物，是不可能的。內觀的本質是投入，什麼地方有趣，注意力自然而然就會跟過去。

內觀中打開心胸去面對的這種態度，爲引發反覆思索的本能性逃避提供了解藥。它帶來一種新的方式，把我們跟這個世界連結起來，即使在面對外在的威脅和內在的壓力時也是一樣。經由對注意力重拾控制，我們就能把自己從痛苦和憂鬱的困境中解救出來。

吃葡萄乾的練習提供了一個機會，讓我們體驗有意識地提升注意力是什麼樣的感覺。假如我們把吃葡萄乾時所採取的方法，擴展到日常生活裡，又會發生什麼事？

日常生活的內觀

想要讓這個新的專注方式在需要時可以派上用場，讓我們能夠更有技巧地處理痛苦，並且擁有更完全、充實及自由的生活，該怎麼做呢？我們要從有意識地將注意力放在每天所做的例行事物當中開始，就像吃葡萄乾一樣，或許就從每天把內觀放入某件例行活動來起頭。

這裡所談的，是將專注和緩地帶入我們正在做的任何事情當中。每一次不管做什麼事的時候，盡可能有意識地把不帶批判的覺察帶進每一個片刻。我們的目標並不是要讓自己過度專注、造成更大的壓力或太在意這些日常事物；事實上，我們或許會發現，把內觀的覺察帶進事物當中，反而讓我們更輕鬆，也讓事情變得更簡單。

能瞭解到原來做一件（看起來）簡單的事竟然這麼困難，是件很有趣的事。其他人在生活當中練習的經驗如何呢？珍娜試著對每天的例行公事變得更覺察，以下是她記錄在感恩節這段時間發生的事。她預期會和平常一樣忙碌和混亂，雪上加霜的是，她接下來幾個禮拜後就得搬到新家了。

珍娜說，「嗯，感恩節本來就很忙，再加上我們正在搬家。但是我處理得非常好，我在做事時運用了覺察。我們總共有十一個人，要在五天之內完成，所有事情都在我身邊打轉。所以我專注在正在處理的小事情上，像是削馬鈴薯或者打掃，我比以前更能覺察這些動作。

把覺察帶入日常活動當中

一個練習如何保有更多內觀的方法，是挑出一些我們每天都會做的**例行事務**，並且每次進行這些活動時都拿它們來練習，並試著努力將把對每一刻的覺察和緩而有意識地帶進這些活動裡。把覺察帶入這些例行事務當中可以幫助我們更容易地分別，在什麼時候已經進入行動模式並啓動了自動導航系統。與此同時，這樣的練習也提供了我們一個即時的選擇，換句話說，也就是一個進入同在模式的機會。經由這樣的方法，當我們實際在處理事情的時候，便能完全知道自己正在做什麼。

以下是例行事務的一些例子：

- 洗盤子
- 把盤子放到洗碗機裡
- 把垃圾拿去丟
- 刷牙
- 洗澡
- 洗衣服
- 開車
- 離家
- 進家門
- 上樓梯
- 下樓梯

你可以自己選擇其他的活動加到這張清單上，也許選定其中一個活動練習一個禮拜，然後每個禮拜再增加一個新活動。

在削馬鈴薯的時候，我專注在把它握在手裡的感覺。」

「以這次要打點的人比以前多來說，我處理得太好了，比一般的情況更好。老實說，我以前從來沒有做得這麼好。」

珍娜有什麼地方做得不一樣了？結果證明不管看起來有多瑣碎，專注在此時此刻爲她帶來了意想不到的好處。首先它幫助珍娜改掉了活在未來的習慣，再來是不再陷入習以爲常的行動模式，也免於老是想到那些最壞的狀況。以下是珍娜的描述：

「我原本以爲假如我不做這

個、不做那個的話，這些事情都沒有辦法完成。這次我留駐在當下的時間，也許比我以前都來得多。我通常會事先預想，喔，要是這件事沒做好？如果那件事沒進行會怎樣？這樣的想法似乎減少了。」

「我們已經住在這棟房子二十年了，這次搬家，你無法想像房子裡有多少東西。我失眠了好幾晚，想著所有需要完成的事情。我告訴自己，嗯，停下來，等它發生的時候再來解決。我想是這樣的想法幫助我度過了感恩節吧，沒有其他更好的解釋了。」

重點不在珍娜選擇去擔心那些可能出錯的事，而是當我們的意識飄走了，對於身邊發生的事情毫無知覺，此時舊有的心理習慣就會出來接手和操控，我們在每一個片刻裡是如何看待自己，以及做了些什麼。這會在不自覺的情況下扭曲我們的經驗，讓我們常覺得自己是受害者，卻不明白其實自己也參與了這整件事情的進行。

如同我們已經瞭解的，掉到思考的舊有模式中，是持續痛苦的主要原因。當我們在吃東西、洗盤子或者檢視工作清單時，很容易一不小心便掉進白日夢或問題解決的模式裡面。但白日夢是反覆思索的遠親，假如我們過去曾長時間陷入憂鬱的話，就很容易（特別當我們又覺得不快樂時）讓白日夢躡手躡腳地再進入舊有的負向思考習慣裡。要是我們沒留心此時此地到底發生了什麼事，情緒很快就會止不住地滑到谷底。預防這件事發生的第一步，就是能辨識我們什麼時候又切換到了自動導航模式，而且可以有意識地再調整回來，重新回到更寬闊、自我寬容而更有智慧的覺察裡。

覺察的清新氣味

對大部分人來說，往往每天從頭忙到另一頭，卻忘記其實生活可以有其他不同的可能性。即使只把一點點內觀帶到任何一個當下，就可以把我們喚醒，至少在某些片刻裡改變了行動慣性，而這就是我們該關注的。**我們並不需要停下手邊的工作，只要一個片刻接著一個片刻，不帶批判而有智慧地將覺察帶入眼前正在發生的事情當中。**解決情緒問題的方法，或許不需要大動作地去改變內在的感覺世界，或是外在世界的人事物，而只需稍加改變我們關注萬事萬物的方法。

假如你曾經買過木造的房子，或者知道誰有這樣的房子，就會瞭解菌類所引起的木材腐爛是一個大問題。假如眞菌已經侵入房子木料裡面的纖維，這可能會是個大災難。提供這類疑難雜症諮詢的技術人員常重複提到的一個解決重點，就是讓房子維持通風，因爲若眞菌孢

➘即使只把一點點的覺察帶入一個片刻當中，都可以打斷使得我們持續痛苦的事件鎖鍊。

子長期暴露在新鮮空氣當中，便沒有辦法著床發芽。技師會建議屋主裝上抽風機及其他設備，以保持木料的通風。雖然眞菌的問題還在，但是新鮮空氣讓牠們沒有辦法繼續擴大對房子的破壞。

同樣地，我們也可以說覺察就如清新空氣一般，在缺乏覺察的情況下，壓力、倦怠和令人難受的情緒就會開始繁殖；並不是說覺察就可以除掉這些負面的東西，而是在它們的周圍帶來了更多空間，這些空間就像新鮮空氣跟孢子的關係一樣，提供了一個環境，讓大腦這些自我設限的信念沒有辦法繼續繁殖。內觀可以提早偵測到這些信念，把它們看得更清楚，注意它們是怎麼興起的，以及該如何讓它們過去。內觀提供了把它們看清楚的方法，而不受其阻礙。我們並不習慣、甚至不瞭解大腦具有這種覺察的能力，即使它早就存在於我們的內心中。雖然每個人都擁有這種強大的能力，大部分的人卻都忽略了它。在下一章裡面，我們將會介紹更多的方法來探索這個內在的領域。

【第四章】

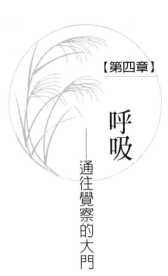

呼吸

——通往覺察的大門

吃葡萄乾的練習雖然簡單，但是它隱含了重大的意義，顯示我們可以藉由改變專注的方式來轉換經驗。利用覺察帶來的力量，我們能夠打斷反覆思索的鎖鍊，從習慣性的痛苦當中解放出來。但是要接通這股力量，需要一些大部分人都不會的技巧。本章和第二部的其他章節都將說明內觀的練習，這些練習已被證實非常有助於讓我們辨識出自己正處在行動模式，並且提升到內觀式的覺察當中。

把腦袋靜下來

要培養轉移模式的能力，我們需要先學會如何完全地處在此時、此刻，不管「此時此刻」是什麼樣子。這聽起來似乎很棒，但除了一件事，那就是在大部分狀況下，只要事情不如我們的意，我們就不會想要留在此時此刻，去哪裡都好；甚至多數時候，連要專注在這一刻都不容易。即使我們努力嘗試，思緒還是經常飛躍，從這件事跳到另一件事，就像猴子穿過叢林時，一路從這棵樹跳到那棵樹一樣。

當你在家裡某個房間找不到剪刀或者電話簿，走進另一個房間之後，卻突然發現你不知道進來做什麼；當你覺得某個笑話很好笑，想跟朋友分享，也不過才一兩分鐘，卻發現自己想著支票簿裡有張支票，不知道開給了誰——沒有任何線索，就從一個想法跳到另外一個，就好像我們的心識有自己的主見一樣。這些狀況有多常發生？

光是明瞭這個事實就是個重大發現，但又該怎麼辦？即使處在一堆會讓我們分心的事物當中，甚至是在一個讓人非常不愉快和充滿壓力的環境下，我們該如何訓練自己的想法，讓它們不要那麼零散，而能比較留在當下？我們該怎麼做，才能把自己穩定下來，並且培養專注的能力？

我們能藉由**選擇**如何專注和專注在哪裡的方式，來培養專注力。要讓這個方法奏效，我們需要發展某種程度的動機以及一種特定的企圖（intentionality），這樣一來才不會繼續被腦袋裡根深蒂固的反應模式所操控。但光是更加努力並不夠，就像接下來的這個故事。

新手

有一個流傳已久的故事：在古老的喜馬拉雅王國裡，有一個剛出家的僧侶，正爲第一次見到他的上師感到興奮又期待。他有滿腦子的問題想問，卻又覺得現在不是個好時機，因此他忍下來，並且仔細聆聽上師對他的教導。上師的話很簡要：「明天一早起床，爬到這座山的山頂，你會發現一個洞穴。我要你在那裡從早上坐到黃昏，什麼都不要想，盡你所能趕走自己的念頭。當一天過去之後，下來告訴我你做得如何。」

第二天清晨，僧侶找到了那個洞穴，他舒服地坐下之後，等著自己的心可以靜下來。他想，假如坐得更久的話，腦袋一定會淨空。然而他的心中卻滿滿的都是想法，很快地他開始擔心自己會失敗，所以試著努力要把想法趕出去，但這卻製造了更多的想法。他對著這些想法大喊：「滾開！」但是一點效果也沒有，只有他的聲音在山洞裡迴響。他跳上跳下、摒住呼吸、搖晃腦袋，卻沒有一個方法有效。他從來不知道自己心裡有這麼多的想法。

當這一天結束，他垂頭喪氣地下山來，想著師父會說什麼；也許自己會因爲這次失敗而被逐出師門，不適合接下來的修行。但是上師聽完他心理和身體奮戰的事之後，笑了出來：

「很好！你眞的很努力，也做得不錯。明天你再上去一次，這一次你坐在那裡，什麼事都別做，只要想，從早到晚什麼事都想，但是千萬別讓想法和想法之間出現空隙。」

這個僧侶好高興，這下子簡單了，他相信自己一定會成功，因爲滿滿的想法正是他今天一整天的狀況。

第二天他自信滿滿地爬到山洞，坐了下來。一會兒之後，他發現事情並不如他想像的順利，他的想法開始慢下來了。有時候一個愉快的想法會跑進來，他也決定要繼續想下去，但是很快它就消失不見。他試著思考偉大的願景、哲學的辯證，以及擔心宇宙的狀態。他漸漸找不到事情可以想，甚至覺得有點無聊。他的那些想法到底跑到哪裡去了？很快地，他覺得他所能想到「最棒」的想法也已經有點老套，就像是一件穿了好久的舊外套一樣，讓他覺得有點乏味。這時他開始注意到想法與想法之間的空隙。完蛋了！這正是師父交代他要避免的，他又失敗了。

這一天結束的時候，他覺得自己好可憐，又失敗了。他下山去找師父，上師聽完又是一陣大笑：「恭喜你，做得太好了，現在你知道如何修行了。」他不了解爲什麼師父會這麼高興，他到底學到了什麼？

上師高興的原因是，這個新徒弟現在已經瞭解一件重要的事情了：**你沒有辦法強迫腦袋，假如你試著這麼做，肯定不會喜歡這個結果。**

你不需要爬到山頂去驗證這個重要的結論，現在就可以試試一個簡單的實驗：把你的視線從這本書移開一分鐘，去想任何你喜歡的事，**但是就是別想到白熊**；只要一分鐘，確認腦中不會出現有關白熊的想法或影像。

一分鐘過了嗎？你有沒有什麼發現？

大部分人發現他們完全沒有辦法自我抑制不去想白熊。丹尼爾．魏克納教授（Professor Daniel Wegner）和他的同僚發現當試著抑制有關白熊的想法時，**我們所抗拒的反而會繼續出現**：當我們強迫腦袋去做某些事，反而會讓結果背道而馳，不只在一開始就很難抑制這個想法，要是稍後我們被允許去想白熊，和白熊有關的念頭，會比稍早我們沒有去壓抑時出現得更頻繁。

假如連像白熊這種中性的想法或影像都沒有辦法抑制，那就不難想像當我們試著去抑制非常個人的負面想法、影像和記憶時，會發生什麼事。假如我們過去曾經歷長時間的情緒低潮，我們很可能會費盡心力不讓負面想法靠近自己。文茲列夫博士（Dr. Wenzlaff）、貝茲博士（Dr. Bates）與其同僚的研究顯示這種方式可能短暫奏效，但卻要付出很大的代價：那些耗費心力要排除負面情緒和想法的人，到後來反而比沒這麼做的人更沮喪。這樣的研究，讓許多心理學家更確認了流傳已久的靜心訓誨：爲了穩定心識、排除雜念，而嘗試去壓抑那些不想要的想法，並不是個有效的方法。

當意願比強迫來得有效

假如強迫沒有效，該怎麼做才能穩定和平靜我們的腦袋？

還有一線生機。你是否曾看過小嬰兒盯著自己的手看，完全沉浸在探索造物主的神奇創造當中？很明顯地，他的注意力可以毫不費力地維持好幾分鐘。大腦有個自然的機制，可以來支援持久的、警醒的、投入的注意力。那麼，我們該怎麼啓動它？

其中一個方法，就是給自己一個溫和的挑戰，不斷且有意識地集中注意力在單一物體上。過去曾有許多不同的東西被用來集中和穩定注意力，像是平穩的蠟燭火焰，或重複在心裡發出一個音，像是「嗡」（om）。研究顯示用這種方法，有意識地把注意力集中在一個物體上，會啓動大腦裡與選擇性注意力類似的機制來穩定意識。在這同時，它也會毫不費力地關閉另一個會爭奪注意力的機制，就好像腦袋裡那個我們選擇的物件被打了光，而其他則消失在黑暗之中。

要能夠運用這些基本的程序，也就是讓這些大腦天生的傾向維持在某些狀況下，我們的確需要努力——但那只是一種**溫和的努力**。把注意力的燈光打向我們選擇的物體上，每當注

↙專注在此時此刻，我們需要的是意願，而不是強迫。

意到燈光跑掉了，便不斷地把燈光再拉回到同一個物體上。這和目標導向的那種奮鬥是很不一樣的，因爲目標導向是強迫某種想法進到心裡，而把其他想法推開；或是在不想要的想法和感覺前面豎立起障礙，以此來穩固想法。前者這種優雅又輕鬆的努力，可以發出訊號，讓我們切換到一個支持好奇、樂趣、探索和冒險的心智模式下。它接通了大腦中趨近的能力，而不是我們在第三章所說的逃避。

一直以來，有一個相當傳神的比喻，可以來描述這個讓腦袋回到安靜和清晰的自然平復過程——那就是一杯汙濁的水，只要我們持續攪拌那杯水，它就一直會是混濁不清的；但若有耐心地等，汙泥最終會沉到杯底，留下清澈乾淨的水在上層。同樣地，那些想要穩定、平靜和控制想法的嘗試，只會把事情都攪上來，什麼都看不清楚。但我們可以停下來，藉著讓腦袋停下來，讓注意力安處在單一的物件上一段時間，不要再繼續攪亂下去。當我們有意識地放下硬要事情怎麼樣的衝動，心自然會自己靜下來，逐漸變得安靜和清明。

很重要的是，我們需要選擇一個中性的物件作爲注意力的焦點，這個物件不會引發我們的情緒，也不會在知性上讓我們覺得有趣，因爲這樣一來會打擾我們培養心智的穩定。古時候的人會透過呼吸來練習，盡力把注意力集中在吸氣和吐氣的過程，去感受身體持續不斷變化的知覺。

呼吸

假如現在能躺下來，你或許想要嘗試看看這個內觀式的呼吸練習，假如沒地方躺，可以待會兒再練。

你也可以用坐姿來練習這個內觀式呼吸，這個練習的指導語附在以下兩頁中。

說來神奇，這種專注呼吸的練習已經存在至少兩千五百年了，每天在世界的某個角落都有人做著這種練習。它爲靜坐提供了絕佳的基礎，因爲呼吸隨時隨地跟著我們（我們不可能出門不帶它！）；不管我們正在做什麼、感受到什麼，還是經驗到什麼，專注呼吸都可以幫助我們的注意力和此時此刻連結。

學習不斷把注意力拉回到呼吸上，提供了一個很棒的方法，來學習怎麼完全和此時此地同在一起，不管「此時此地」發生了什麼事。因爲只有當呼吸發生的那一剎那，我們才能和它所帶來的律動同在，所以關注在呼吸上，可以讓我們留在當下。一旦我們發現念頭又飄走，不知道跑去哪裡了，當下呼吸便提供了

內觀式呼吸：躺式

現在要感受你自己的呼吸，背朝下躺下來，把一隻手放在肚子上（約在肚臍的位置）。你或許注意到肚子在吸氣時會上升，吐氣時會下降，看看你是否注意也感覺到這樣的動作；剛開始用手來感覺，然後不再用手，只要「把注意力擺在肚子上」。不需要去控制呼吸，愈自然愈好，盡力去感受呼吸轉換時的身體知覺。在此於覺察中歇息，和呼吸在身體中流動的感受同在，或者找出腹部如何隨著你的呼吸律動。

內觀式呼吸：坐式

準備

1. 選一個舒服的姿勢坐下來，你可以選擇直背的椅子，或是在不太硬的地板上舖墊子來支撐臀部，矮凳或靜坐椅也行。假如你使用椅子，不要靠在椅背上，而是讓脊椎可以挺直；假如你坐在地板上，最好讓膝蓋碰觸到地面，雖然一開始可能很難維持這種姿勢。調整墊子的厚度或矮凳的高度直到你覺得坐起來舒服，也得到足夠的支撐。
2. 讓你的背調整到挺直、莊嚴而舒服的姿勢。假如你坐在椅子上，讓腳底平貼在地板上，兩腿不要交叉。緩緩地閉上眼睛，如果你不習慣閉眼，那麼可以讓視線不聚焦地落在前方120到150公分的地板上。

把覺察帶入身體

3. 把覺察帶入身體的知覺中，集中注意力在身體與地板和你所坐的物件之間的觸覺和壓力，花一、兩分鐘去深入地感受。

專注於呼吸的知覺上

4. 現在把覺察帶到呼氣和吸氣上，去感受腹部的起伏，就像你平躺的時候一樣。
5. 當你吸氣的時候，把覺察擺在腹部的輕微擴張，有種伸展的感覺；吐氣的時候，注意肚子的氣好像被釋放出來，有微微放鬆的感覺。盡你所能去做，這呼氣和吸氣過程和自己身體每一刻的變化在一起。也許你會注意到在吐完氣到吸氣之前，有一短暫的停頓，而在吸飽氣到吐氣前也是一樣。或者，假如你發現身體有其他部位對呼吸的感受更靈敏（像是鼻孔），也可以專注在那個地方。
6. 你不需要試著控制呼吸——只要讓你的身體自己來，盡你所能，把這種允許的態度帶到其他的經驗上——沒有什麼事是沒做好的，也沒有什麼標準要達到，只要盡力做，順服在自己的經驗當中，如其所是，不要求它有所不同。

當念頭飄走了怎麼辦

7. 雖然專注在呼吸時腹部的知覺，但你的念頭早晚（通常是相當早）還是會飄走，陷入許多想法裡面：計畫、做白日夢或只是沒有目標地遊蕩。不管想到什麼事情、念頭被拉走或沉浸某處，這些都沒有關係。不管是心緒飄忽，還是掉到某個想法裡面，都只是腦袋做的事，而非錯誤或失敗。當你注意到自己沒有專注在呼吸上，應該恭喜自己，因爲你已經能夠注意到這點了；你再一次覺察到自己的經驗。或許你想知道想法飄到哪裡去了（留意到現在正在想什麼，並且在心裡做個簡單的註記：「這個是想法」、「這個是計畫」或者「這個是焦慮」）。然後和緩地將注意力帶回腹部的呼吸知覺，繼續把覺察放在吸氣或吐氣的感覺上。
8. 不管你注意到念頭飄走了幾次（通常會一而再，再而三地發生），每一次都標記下來它到哪裡去了，然後緩緩地把注意力帶回到呼吸上，繼續專注在吸氣和吐氣所帶來的身體知覺變化上。
9. 盡可能地把慈悲（kindness）帶入覺察當中，也許把念頭一次又一次飄走視爲絕佳的機會，能培養更多對自己的耐心與接納，以及熱愛自己的經驗。
10. 繼續練習十分鐘，假如你願意的話也可以更久。期間不斷地提醒自己，當下要做的，只是盡自己的努力覺察每一刻的經驗。每次注意到念頭又飄走，而不再和每一個呼吸、腹部的起伏以及當下在一起時，就把呼吸當作是一個重新連結此時此刻的定點。

一個重要的定錨，讓我們能再次回到此時此地。

當腦袋被想法、感受、感官刺激或者外界事物拉走的時候，維持對呼吸覺察的專注並不容易。要是我們能把這樣的來來去去，當作大腦就像水面一樣會波動的話，也許就比較不會那麼掙扎；倘若我們可以把這樣的波動看做是自然也是無法避免的，那麼注意力的來去就不會是失誤、偏差或者分心，而是練習的核心。因為這樣的來去可以讓我們知道：該學習的是去辨識何時我們不自覺陷入了行動模式，並且學習從「做」的狀態中脫離，回到也停留在「同在」的狀態。

發現不預期的平靜

當文森第一次嘗試專注呼吸的練習，他就發現這是一個讓他能靜下來的好方法。他的腦袋平靜下來，並且感受到前所未有的平和。他決定在上班午休時進行這樣的練習。每天中午，他會關上辦公室的門，跟著靜坐CD一起練習。不只是他自己，其他人也發現文森有些不一樣了。

「有時候老闆會關心我是不是承受很多壓力，」文森回想，「當她看到我的時候會問說：『你OK嗎？你好不好？』現在，在中午做完練習之後，我覺得放鬆多了。昨天午休結束，當我打開門要繼續工作，老闆探頭進來問我覺得如何，我說覺得不錯。她說：『我一定要告訴你，已經不知道有多少人到我辦公室，談完事情之後順便告訴我說，文森下午看起來快樂多了。』

我的工作需要和一堆人接觸——談各式各樣的事情，而他們注意到下午的我比較放鬆和快樂。我覺得這樣很好，因為在午休結束後，我覺得自己又『回來』了。但我不曉得感覺會釋放出去；我知道自己的感覺，但沒想到其他人也都注意到了。」

所以文森注意到的差別在哪裡？

「我注意到的是，假如我和某個人或一群人講話，並且變得激動時，這時我可以覺察到自己的呼吸，雖然對談還在繼續，就像我們現在這樣講話一樣。假如我生氣了，我就會把呼吸帶入覺察當中；呼吸就在這裡，而這會幫助我冷靜下來。」

並不是說文森在工作上想要當個好好先生，或者要讓別人印象深刻，這似乎只是個他利用午餐時間靜坐、專注於呼吸所帶來的附加產物。在這個練習內觀的過程中，他已經經驗到某些重要的東西，也就是一旦我們放手，不再試圖讓自己一定要怎麼樣，頭腦自然就會安定下來。他發現這個簡單的練習讓他在其他時間處理事情的方式變得不太一樣，他能有意識地**回應**，而不再是自動地**反應**。他已經學到允許心安定下來，和試著強迫它靜下來兩者之間的差別了。

文森所經驗到的這種腦袋的能力——它可以用自己的方法安定下來，幾千年來，這種方法已經被其他人發現過無數次了。它有兩個重要的意涵，首先，它提供了一個有技巧而且有

➘內觀式的靜坐讓我們用有創意的方式來回應此刻，把我們從會引發反覆思索的自動化反應中釋放開來。

效的方法，讓心回到它自然的狀態（或許我們不太習慣）；其次，它讓我們看到平靜和安詳的能力早就存在於每個人裡面，而且一直都在那裡。我們不需要特別做些什麼來達到這種狀態——需要的只是別擋了自己原來就知道怎麼走的路，也別再攪亂心緒，弄得一團混濁。令人驚喜的是，每個人內在的寧靜和快樂，並不因爲生活如意就得到，也不會因爲不幸就得不到。一旦我們找到方法，它永遠會在那裡等著我們去開啓。不管遇到人生當中無可避免的高潮或低潮、快樂或痛苦，內在的寧靜和喜悅都夠把我們變得更平衡、更沉著。這跟我們天生就能夠經驗快樂的能力是一樣的——不管是對自己還是對他人，不需要因爲事情照著我們的想法，或者得到我們想要的結果才會快樂。然而，這不代表記得這種天生的能力並且與其連結是件簡單的事，這需要一些訓練。

處理飄忽不定的心緒

卡崔娜很洩氣，她原來希望呼吸靜坐可以帶給她和平與寧靜，讓她從忙碌的想法當中逃離，然而事與願違。她說：「我已經想了一千零一件事情了，要讓自己別想到未來、別想其他的事眞的很難。我試著要控制它，也許前兩分鐘有效，然後我又失敗了。」

卡崔娜最後陷入大腦控制權的爭奪戰裡，這是剛開始練習靜坐很容易發生的狀況之一。要放棄我們依賴成習慣的行動模式，不但不習慣，而且還會覺得綁手綁腳的，因爲我們是這麼習慣於快速和忙碌的生活。當刻意慢下來，並且讓自己一次只專注在一件事情上，我們心裡有一部分可不會這麼容易同意。在我們認真練習一段時間後，不管是躺下或坐下，遲早——通常很快——我們會發現，我們的腦袋有自己的生命，不管我們要它專注在呼吸或其他東西上，它就是會飄到種種關於未來或過去的想法裡。

想法飄忽不定的傾向是完全正常的，我們的想法似乎會無止盡地冒出來，但這並不代表我們就沒有辦法靜坐。即使一開始發現腦袋有這種特性時，可能會覺得有些沮喪，但事實上，能認識到想法流動的特質，以及注意力有多麼捉摸不定，代表了內觀式覺知的開始。同樣地，在面對奔流不息的想法時，我們也很容易覺得自己一定有什麼地方做錯了，然後不停地擔心；我們或許會告訴自己這毫無用處，或一點也不有趣，只想要把它結束掉。即使我們堅持一次又一次地要把心思拉回來，放在呼吸上或其他地方，它依然不受控制地飄盪。它會告訴自己：「這眞無聊」。

當想法開始飄來飄去的時候，我們會覺得靜坐又被打斷了，有這樣的想法是正常的。然而這也是靜坐練習開始變得眞正有趣的關鍵時刻，每一次思緒飄走，都給我們機會更能覺察自己什麼時候溜走（或已經溜走了），又從同在模式跑到了行動模式。它讓我們對於思緒飄走當下的想法、感覺和身體感官有更多的覺察。令人欣喜的是，這樣的機會是這麼的多，讓我們一再練習去看見行動的想法像是煮沸的蒸汽不斷冒出來，也許會愈看愈清楚，有時甚至會讓我們覺得不舒服。這些情況也給了我們寶貴的機會，來培養一些幫助自己從行動模式當中釋放的技巧，並且帶著更多的覺察回到同在模式。

這就是爲什麼內觀式的呼吸練習指引會鼓勵我們，當留意到注意力已經從呼吸跑掉時，要先恭喜自己。在這個時刻，我們簡要地注意到自己在想些什麼，並且給它個標記會很有幫助（像是「這是想法」、「這是計畫」、「這是擔心」）。**不管這些想法或念頭是什麼，我們要做的都一樣**：留意這個時刻自己在想些什麼，並且和緩地帶著覺察回到呼吸，重新安住在吸氣和吐氣上。

此時或許我們會發現自己正在嚴厲地自我批判，因爲我們可能會覺得挫折或失敗。我們或許會這麼告訴自己：**爲什麼我不能做得更好？**在此刻，假如我們能記得把慈悲帶進這個覺察裡面，它可以幫助我們把這些自我批判的想法和感覺，當作就是想法和感覺，就像其他時刻一樣，都是來自於大腦舊有的根深蒂固模式，它們沒有什麼特殊涵意或重要性，也不是正確的。然而它們的存在帶來了許多練習的機會，也提醒我們要帶著耐心、和緩與向經驗開放的心態。既然這就是我們所經驗到的，爲什麼不讓自己這麼做？因爲事情不如預期就對自己嚴厲，無疑是畫蛇添足，無此必要。假如沒有把覺察帶進來，我們的評斷或許就成了障礙，讓我們沒辦法在此刻清楚看見並接受事物的本然樣貌。

把發現變成期待

就像其他事情一樣，靜坐也很容易被大腦的行動模式給取代。或許我們曾經有幾次因爲靜坐而緩和了紛亂想法，所以期待每次靜坐都可以有同樣的結果發生。假如有一次發現自己沒辦法靜下來，我們很可能覺得失望甚至挫折。在某個程度上，我們也知道放下期待會有很大的幫助，但是就是會不由自主地問自己：**假如我上次能體會到平靜，爲什麼這次不行？**一不小心，我們在靜坐練習當中又掉進了目標導向，然後還下了結論：經過了這麼多的靜坐練習，卻一點進步也沒有，甚至還倒退回原點。

「有時候我眞的很氣，」寶拉說，「我下班後回家靜坐，通常效果很好。但有時候靜不下來，你知道，這時我會變得很生氣。」

寶拉實際上發生了什麼事？首先是心神不定，這是伴隨著內在感覺而出現的種種身體知覺，然後其他不必要的東西，像是坐立不安也跟著出現。當它出現的時候，寶拉怎麼處理？「我試著放開它，繼續靜坐——回到呼吸裡面。一開始還好，但沒多久我又開始心神不寧、坐立不安。」

坐立不安和挫折有密切的關聯，當期待或目標落空的時候，挫折就來了。寶拉的目標又是打哪裡來的？

她提到練習的時候，「有部分的體驗眞的很棒，我可以一下子就進到裡面，就像我眞的在那裡一樣。然後其他進不去的時候，我就覺得坐立不安。」

在不自覺的情況下，寶拉在練習當中爲自己設下了「要感覺舒服」的目標。在某些時刻，我們很常感覺到「我做到了」，而「這」就是我應該要感受到的。只不過其他時候，甚至下一刻，也許我們就失去感覺了。這樣的狀況經常在進入靜坐練習時發生，並不是什麼問題，只要我們可以覺察到它，並且在心中笑笑地說：行動模式的動作眞是沒完沒了。一旦我們曾經在靜坐過程中體驗到平靜，即使只是極短的片刻，那個習慣給自己找個目標的行動模式自然就會開始作用，期待或希望我們待會兒或下一次練習可以有相同的經驗；假如期望落空了，我們馬上感受到失望和挫折，即使能辨識到這樣的期待和挫折，我們還是可能責備自己爲什麼要覺得受挫。這種批判的想法像漩渦一樣沒有終點，而且離單純接受事物本然的樣貌相去甚遠，我們甚至得放下「有經驗的靜坐者絕不會感到挫折」這樣的想法，不然將會對

↙有意識地認識到心思會飄忽不定，對我們來說是個提醒：在這樣的情況下，我們已經把注意力拉回此時此刻，也比較容易改變那個嚴厲批判自己「沒做好」的傾向。

靜坐有永無止盡的幻想和神化。

所以假如挫折在任何時刻升起來了，不去批判和幻想是有幫助的，只是留意到它就是個「挫折」，以它原來的樣貌來標示它，然後我們可以把注意力轉回到呼吸上。「我們應該感覺到什麼」的期待，會自動且習慣性地冒出頭來，時而讓我們不自覺地感到挫折。這時候的挑戰，是用友善的好奇去留意那些「我能」（coulda）、「我應該」（shoulda）、「我會」（woulda）、「我本來」（oughta）的想法，把它們當老朋友一樣，把它們看作不過就是「想法」、「批判」或「責難」，然後讓注意力再回到呼吸上。

經過一段時間，我們會愈來愈熟悉這些目標導向的心智狀態，而不再把他們當作敵人或者障礙。雖然掙扎的感覺可能仍頻繁到讓人惱怒，但慢慢地，我們對於這種反應的認識，會轉換成它就是一個友善的提醒，讓我們知道行動模式是如何干擾生活甚至想法、感覺和動機。與其把它當作是一輩子改不了的事，倒不如把這種目標導向和批判的狀態當作是一個訊息，來提醒我們有多容易掉入這些「要達到某個狀態」或「要有些進步」所伴隨的負面情緒。如同第二章所說的，最終我們該如何把想法和感覺就只是當作想法和感覺，它們通常與事實不符，也沒什麼幫助。

假如你發現自己
為心緒飄忽感到挫折……

提醒自己
心緒飄忽
只是行動模式在運作
當你注意到它的那一剎那
就已經在內觀當中

假如你發現自己感覺到
「我現在應該能做得更好」……

提醒自己
去注意「我應該、我能、我會、我本來」的想法
其實是批判的腦袋
並且回到呼吸當中

假如你發現自己正在
試著控制呼吸……

提醒自己
讓呼吸自己來

接納心緒飄忽並重新來過

當我們練習內觀時，一旦又掉到行動狀態，想著「靜坐沒有用」或「我又做錯了」，這時很有幫助的是提醒自己——培養對呼吸（或者其他被注意的目標）的內觀是初入門，也是每次我們被飄忽的想法沖昏時，需要一做再做的基礎練習。

文森說：「我可以看到我的思緒飄走了，但總在發生一段時間之後我才發現，然後我會對自己生氣，並且感到挫折。現在我比較傾向去留意它在四周飄來盪去的。」

「現在我試著讓這些想法飄過，假如可以的話，我就多少拉回

來一點。這些想法已經不那麼影響我了，過去我看得很重，而現在它們就只是飄過去而已。」

文森已經學會去注意流動的想法，而不會因爲這件事爲難自己，然後把注意力帶回到呼吸上。他已經不再爲自己的注意力被各式各樣的想法綁架而懊惱不已，並不是這件事就不會繼續發生，而是比起被自我批判牢牢抓住，學會怎麼看著這整個過程，卻不自動地採取行動，使得他比較容易重新專注在自己呼吸的知覺上面。

在練習當中發生的這些掙扎，只會出現在我們已經回到當下，並且了解到想法又飄走時。但這個時刻也是一個重要的學習機會，經由反覆的練習，我們可以一次又一次地看見，每一次吸氣都是一個新的開始，而每一次吐氣也都是新的放下。我們開始看見想法的變動事實上是瞬間發生的，而這個練習總是讓我們有機會重新開始。在這個當下，從這個呼吸，假如在練習的過程中我們的想法飄走一百次，那我們只要耐心地把它帶回來一百次，這就是文森的經驗所告訴我們的。

最後我們會了解這個練習到底要我們做什麼：就是去分辨和接受思緒的確有它自己的生命，而且不管我們把注意力放在哪裡——比如說呼吸，它無可避免地就是會飄走。我們也會

重新來過並不意味著我們做錯了，它是練習的重心，而不代表我們偏離要旨。

了解即使它飄走了，我們還是可以溫和地把注意力帶回到呼吸上面。最終，我們會明白飄忽的想法，以及隨之而來的固著和對抗，都可以用覺察溫柔地抱在懷裡，就是這樣，而且這就夠了。我們或許也會明白那些我們感到最困難的時刻，其實是學習最多的時候。在從新開始的那一刻，即使已經掙扎了好久，還是有機會經驗到一閃而逝的快樂，一種回家的感覺，或是像見到老朋友一樣；這樣的經驗能夠喚醒我們的好奇和探索的精神，即使有部分的自己想要放棄，還是能讓我們繼續練習下去。

順其自然且允許：放棄控制

蘇珊發現要專注在呼吸上而不去控制它，是一件很難的事：「我發現我會試著控制呼吸，讓它變慢。我總是在想這樣做到底對不對，覺得它就是不自然。」

試著控制呼吸是剛開始練習靜坐的普遍經驗。但是身體自己懂得怎麼呼吸，事實上，呼吸本身就已經做得很完美了……直到思索、懷疑和對抗的意識介入，然後我們發現要讓自己舒服、要放掉「事情應該如何」的期待是這麼地困難，也沒有辦法相信呼吸自己可以做好。

最後蘇珊了解到她不需要嘗試去放慢呼吸，也不用刻意做些什麼不同的事——事實上，她不需要去做任何事，只要專注在隨呼吸而來的知覺上，而不是試著去控制呼吸來讓某件事發生。

她說：「我現在很享受這個過程。過去我習慣試著有意識地去控制它：控制這個、控制那個、控制呼吸。然而最後我發現，讓呼吸自己來是比較容易的。當思緒飄走的時候，把自己帶回來。假如不被某些固定的想法綁住，這反而比較容易。」

當我們練習內觀呼吸的時候，我們並不需要去達到什麼特別的狀態——這個概念其實很單純，就是允許每個時刻的經驗如實地發生，而不用要求它一定是什麼樣子；換句話說，就是覺察並且安住在覺察裡面。

一個呼吸接著一個呼吸：只有此刻

專注在呼吸的感覺上，一個呼吸接著一個呼吸，可以讓我們學會一次只做一件事情，並且每次只留駐在一個時間點上。在日常生活當中，我們面對許多的情境，讓我們習慣去預測未來，就好像需要把別人在房子前卸下來的一堆原木搬到房子後面去，光是看著這麼多的木料，心就沉了，力氣也沒了，這時可能會突然覺得看電視有吸引力多了。但是我們也知道，假如能專注在一個時間點上，一次搬一塊木料，把注意力投注在上面，完成之後再進行下一個，突然之間這工作就變得不再那麼困難。這不是要欺騙自己這些原木數量不多，而是要探索一個新模式的可能性，關注於當下這一刻的品質，而不是去預期最後會有多麼累人。

這個原木堆效應（pile-of-logs effect）可以應用到生活中許多地方。我們經常專注在太多事情上面，不只是這一天，還有這個禮拜或這個月，光想到這麼多就已經精疲力竭。我們背負了太多不必要的負擔。而當我們有意識地專注在這一刻，專注在眼前的這件事，就可以有足夠的能量來完成此刻的工作。

內觀式的步行

幾乎所有在這本書提到的練習，都是要在此時此刻有意識地專注在經驗中的某個點上，透過這個方法，這些練習幫助我們安定心緒，以培養內觀式的覺察。當我們想要把更多的覺察和清明連結到生活體驗時，安定真的是基本功夫。但有時候當我們坐下或躺下卻沒有辦法把心靜下來，或者太專注於想要有效地呼吸，這個時候換上另一種類似的日常生活動作將會很有效：專注在走路時的身體知覺上。從古時候，內觀式的步行就已經和內觀式的呼吸並列爲重要的法門，它本身就是一種很棒的靜心練習（meditation practice）。

你或許已經熟悉動態的靜心（medication in motion），像是內觀式的步行，是如何轉換我們的心智狀態，太極、氣功和哈達瑜伽（Hatha yoga）都是動態靜心。當你試著想出一些點子，卻被負面的心理循環困住的時候，此時也許你會想要出去遛狗或跑步，這是提神醒腦的好方法。或者，你可以回想週末的舞會狂歡，是如何在那一刻帶給你渾身活力，解除了過去一個禮拜累積的工作重擔。要不然，你或許知道生氣的時候，做一些體能活動有助於發洩怒氣，而不會一直在那裡鑽牛角尖。只要在裡面放進覺察，以及有意識地提升注意力，所有這些活動都含有內觀的本質。當我們在移動的時候，行走禪（walking meditation）是培養內觀的有效方法，就如以下我們要介紹的練習。

有好幾種方法可以練習內觀式的步行，也有好幾個不同的地方可以去專注，當注意力跑掉時，便可以拉回到這些地方來。一個可以去專注的地方是腳，在走動的過程中，特別是接觸地面或地板那一剎那的觸感。在讀完以下的指引之後，你或許現在就想花一些時間來練習看看，或者也可以晚一點再練習。

從走路當中學習

當我們覺得心思紛亂，沒有辦法靜下來，或者沒辦法繼續坐下去，內觀式步行的練習就變得特別有用。比起靜坐來說，走路的身體知覺也許更能幫助我們去感受艱難時刻時更底層的情緒。內觀式的步行已經被稱爲是「動態靜心」，它邀請我們在每一步裡覺察。走就是單純的走，不帶任何目標也沒有任何目的地，其所蘊含的意義，跟我們每次呼吸當中所做的練習是一樣的：它提醒我們除了使用總是需要某個目標的行動模式之外，我們是可以有不同選擇的；這個單純在同一個路徑上來回行走的練習，蘊含了「沒有地方要去、沒有事情要做、沒

內觀式的步行

1. 找一個你可以在固定路線上來回行走的地方（室內或室外），最好不會受到干擾，免得你在練習時，因爲別人投以奇怪的目光（甚至你自己一開始也會這麼覺得）而讓你分心。
2. 站在這路線的一端，兩腳平行分開與肩同寬，放鬆膝蓋使其自然彎曲。手臂自然下垂在身體兩側，或者手掌輕輕交握放在身體前方或背面，舒服地直視前方。
3. 把覺察的焦點放在腳底，去感受腳貼著地板的觸覺，以及身體的重量怎麼從雙腿和腳掌轉移到地板。輕輕地來回屈膝幾次，或許可以幫助你更清楚地感受到腳掌和腿的感覺。
4. 慢慢地從地面舉起你的左腳踝，當你這麼做的時候，去注意小腿肌肉的知覺，並且繼續慢慢地做，讓左腳整個都舉起來，身體的重量完全地移到右腿。當你仔細移動左腳往前的時候，把覺察帶到左腳和左腿的感覺上，然後放下左腳踩踏地面，自然而小的步伐最好。繼續讓整個左腳踩下去，去經驗身體的重量往前移動到左腿和左腳上。這時候右腳踝舉離地面。
5. 當重量完全轉移到左腳，繼續把右腳舉起來並且慢慢向前移動，當你這麼做的時候，去覺察腳掌和腿知覺改變的模式。當右腳接觸地面的時候，專注在右腳踝上，留意重心往前移動，並且隨著踩下去的程度而逐漸轉移到整個右腳上面，左腳踝這時候又舉起來。
6. 就這樣，慢慢地從這一端走到那一端。當腳底和腳踝接觸地面的時候，特別留意那個觸感，以及當腳往前跨步時肌肉的知覺。你也可以把覺察擴展到任何你在意的地方。假如可以的話，每當走動的動作改變時，把對呼吸的感覺帶進來：什麼時候吸氣，什麼時候呼氣，以及當中的知覺。在走路、呼吸的時候，你的覺察也可以涵蓋到整個身體的感覺上，就像是每走一步的時候對於腳和腿的覺察。
7. 當你走到另一端，停下來一會兒，覺察此時的站立，然後慢慢轉過身去，覺察並且體會身體轉向時所包含的複雜動作模式。繼續內觀式的步行，你或許也注意到每一刻位置改變時映入眼簾的景象，你所看到的就是在你面前的影像。

8. 用這樣的方法來回走動，盡量在過程中維持你的注意力，每一刻不間斷，包括腳掌和腿的知覺，以及腳和地面的接觸，柔和地注視前方。
9. 當你留意到思緒已經飄走，而不在步行上，此時可以輕輕地把它帶回到你現在正在進行的動作上，把它當作是一個定點，然後將意念帶回到身體和步行上。假如你的思緒非常紛亂，原地站一會兒會有幫助，讓雙腳與身體同寬，和自己的呼吸和身體同在，直到腦袋和身體都重新穩定下來，然後繼續內觀式的步行。
10. 走十或十五分鐘，假如你願意的話可以更久。
11. 一開始走得要比平常慢，給自己多一點機會來覺察走路的知覺，一旦你習慣了，就可以一邊慢慢走，一邊帶著覺察。你可以試試看走快一點，接近平常或者更快的速度，假如你覺得特別靜不下來，帶著覺察從快走開始或許會有幫助，然後隨著逐漸安定下來，也讓步伐自然地放慢。
12. 記得走路的步伐小一點，且不需要低頭看你的腳，它們知道該擺在哪裡，你可以感覺得到。
13. 多做練習，把你從行走禪當中培養的覺察帶入日常生活的走路當中。當然，假如你跑步，也可以把從內觀式步行學到的相同注意力，帶到跑步當中，一步接著一步，一呼一吸，片刻不間斷。

有目標要完成」的主要精神，只要完全地在此時、在此地、在這一步當中。

「我喜歡行走禪，」蘇珊解釋，「因為當我下班之後，我可以意識到它。我必須去接小孩，有時候要走一段路才能到學校，我經常發現自己的步伐很重很快，因為我很趕又有點壓力。現在有些時候我可以覺察到，然後會放慢腳步，你知道的，就隨著步伐呼吸。所以當我走到孩子等待的地方時，感覺相當平靜。」

當然，只要蘇珊能夠在走路時帶著覺察，她仍然可以快步走，甚至用力地走，帶著完全的覺察。

但是慢下來的確能幫助她安定下來。有時候她出去接小孩之前，發現在車子裡坐個幾分鐘並且開始覺察呼吸，也很有幫助。

「弄到後來腦袋嗡嗡作響，然後愈來愈忙，最後身體也嗡嗡作響。假如我慢下來，事情也跟著慢下來，我就比較能察覺到底發生了什麼事。本來只要十秒鐘就可以走上小徑，現在要花三十或四十秒，但這相當值得。我是不是慢了幾秒鐘並不重要，當我變得對時間覺察，我想一分鐘也可以是非常非常久的，只要我想要它變成這樣。」

蘇珊的經驗顯示出再短的時間都可以用來練習覺察。對她來說，內觀式的步行幫助她把從家裡比較安靜、規律的內觀練習中所學習到內容，應用到她每天忙碌喧囂的生活當中。

從不覺察到覺察

在這一章我們提到的故事中，剛出家的僧侶曾試過要控制他的心思，首先要放空，然後要塞滿想法。不管專注在哪一個目標，再加上還要判斷有沒有做到，都讓他難以平靜。我們練習帶著呼吸靜坐或者內觀式的步行，都是要幫助我們變得更覺察，而不是用來清空心中的念頭或其他的事物。頭腦的清明和安定，一方面是覺察的附加產物，另一方面來自於允許事物如實地存在。然而，一旦我們把片刻的寧靜當作是進步了多少的信號，把片刻的不安當作是退步的訊號，那麼我們只是在播下未來挫折和絕望的種子而已，因爲我們放任行動模式去比較自己的「成就」和期待的「結果」。只要我們想試著清除不快樂的想法或感覺，或者企圖達到心靈的平靜，我們將會繼續感到挫折。

內觀練習的目的不是要用力地控制想法，而是清楚地覺知這些健康或有害的模式，用一種好奇、開放和接納的方式來靠近我們的腦袋和身體。所以我們或許可以看見這裡面到底有什麼，並且和它同在，而不需要費力對抗。透過這樣的方法，一點一滴地，我們開始從大腦舊有習慣的掌握中解放開來。當我們正在行動的時候，我們開始了解自己在做些什麼，經驗到從不覺察到有所覺察的美妙轉換過程。

【第五章】

知的另一種方式

——避開反覆思索的心智運作

「我覺得這件事真逗趣。」

「我的心要飛起來了。」

「我對昨天發生的事感到很不舒服。」

「我覺得心灰意冷。」

「我感覺七上八下的。」

「嚇得我心臟都快停了。」

我們的確有充分的理由使用這些隱喻來表達情緒狀態，身體及無窮的感官知覺是情緒的儲藏室及傳遞員，欣喜、愉快、歡樂可以眞的感覺像呵癢。當然，當感到「興奮」或「消沉」時，心臟並不是眞的在身體裡跑來跑去，但用這些形容詞確實能貼切地捕捉某些眞實的身體知覺。當我們受到驚嚇或害怕時，心跳也不會眞的停止，但此時情緒的訊號是如此強烈，以致於剎那間感覺好像眞的如此。

重點是，不只是情緒高漲的時刻，身體時時刻刻都有很多關於感覺的訊息要告訴我們。然而我們不願意以智慧去傾聽這些訊息，因爲我們忙於做出反應，以至於馬上觸發了湧洩不止的思考和判斷。不管身體經驗到的知覺和感受是什麼，挑戰在於我們能不能以同在模式，眞正地敞開心胸去認識這些感覺，並與其爲友，以及用一種全新的感受來接納它們，因爲它們的確是此刻身體感官景致的一部分。如果我們可以用這種開放的態度來傾聽，就會發現充滿力量的新方法來與任何時刻的經驗**相處**，不論那經驗是愉快的、不愉快的或中性的。

我們有時會說：「我覺得整個世界的重量都在我的肩膀上。」比起其他感覺，我們可能會對這種感覺更加熟悉，並且這感覺出現的次數肯定比我們以爲的更頻繁。這是很多人憂鬱或不高興時的感覺——就像身上繫著巨大的負擔，使得一舉一動都相當費力。我們在第一章討論到憂鬱結構中身體的重要性，透過葡萄乾的練習和內觀式的步行，可能你已經有機會發現對於自己的直接感官經驗，包含各種的身體訊息是多麼地不熟悉。當我們對此時此刻、根植於身體內的各部分經驗開放，豐富而多樣的感受將唾手可得，而不會輕易地被心智的思考和情緒反應沖昏。

如同我們之前所討論的，身體知覺、思考、感覺和行爲合力創造了憂鬱的狀態。讓我們仔細看看身體知覺如何啓動負向思考：想想當你已經沮喪消沉一段時間，在起床時會有什麼樣的感受？你注意到的第一件事，可能是身體多麼地沉重與酸痛，或許你睡了一夜，卻覺得完全沒休息到。你的能量是如此低迷，以至於覺得比前一晚睡前更疲憊。這種情況可能已經有好一陣子了。

除了經驗中的這些身體知覺，像是**我不認爲自己今天可以完成任何事**，或者**又浪費了一天**等想法，也可能浮現心中；這些念頭或許會讓你感到挫折、憂傷、對自己失望。最後你試著起床，卻又感到如此沉重和疲憊，以至於爬不起來；你可能試著忘卻自己是多麼無精打采，你眞的不想要這麼感覺，已經受夠了每天要和無精打采對抗。你應該會聽到你對自己說，**我必須起床，開始行動；現在這樣對我一點好處也沒有**。當你終於起床，這種疲倦的感覺也隨著一整天忙碌的活動中過去了；但這些早晨的掙扎似乎成爲愈來愈沉重的負擔。

在第一章裡，我們提到身體知覺、思考、感覺和行爲如何聯合形成憂鬱的漩渦，如果我們更仔細去看前面提到的情境中究竟發生了什麼事，便可以看到當一早醒來，身體一動也不想動，此時跟不想動有關的想法就會隨著不想動的情緒浮現，而這些情緒效應只會更加強身體沉重的感覺。這個場景說明了我們是多麼容易被對身體知覺的想法困住，將我們拖向憂鬱的漩渦。

但如果我們可以對所有的直接感官經驗開放，而不只是被心智的思考、情緒反應給沖昏，又將會如何呢？當我們將此時此刻的內觀帶入，會看到感官訊息似乎展現了新的面向——吃一顆葡萄乾何以變成如此新奇的感官經驗，以及走路如何呈現為力學、觸覺、動覺的奇蹟。如果我們可以直接體察知覺和感受，跟身體林林總總的感受為友，我們便可以更強大的新方式來體驗，並且和每一刻形成更清楚的連結，包含睡醒的那一刻，不論當下的經驗是舒適的、不舒適的或中性的。在本章中，我們要更深入去探索對身體知覺的內觀，特別是內觀如何提供新的可能性來瞭解身體，以及避免掉入對身體的習慣性看法所設下的陷阱。

透過直接經驗……而非經過思考的知覺

或許造成痛苦循環不斷運轉的機制運作得如此自然，以至於我們甚至沒有察覺到它在活動，但這不表示它是一輛無法停下來的大卡車。每一個維持此機制運作的環節：身體—想法、想法—感覺、感覺—身體等等，都是修正的機會，只要運用內觀的覺察，就能打破這些連結。特別是對身體的部分，你可能會覺得難以置信，但說真的，唯一的確認方式就是經由你自己的體驗。如果現在你認爲自己已經察覺到疲勞——事實上，是太過察覺，那麼回想第二章和第三章的主題可能會有幫助。也就是說，內觀並非只是更加去注意，而是培養一種不一樣、更明智的注意力。

我們已經知道，在行動模式中，我們會透過思考與分類的面紗間接察看這個世界。假如我們用平常習慣的方法（從頭腦的觀點）來思考身體，一旦我們醒來的時候感到倦怠，腦中就會充斥著各種有關身體的想法，這種關注的方式只會讓事情更加惡化。然而，假如從同在模式的角度來注意身體，直接向身體的經驗開放，逐漸地，我們就能夠以全新的方式來覺察身體知覺。**這種方式不會讓我們執著在自己是如何感受身體的想法裡**，而是有助於消散或化解不想動的感覺，如同撥雲見日。我們毋須迫使它們離開，它們遲早會自動消褪，因爲我們不再持續（甚至是不知不覺地）以負向思考來餵養它們。在這個過程中，我們從對這些感覺的存在感到無能爲力提升到以切實可行的方法，來和這些感覺或任何其他發生的事物保持接觸。

內觀包含了安頓覺察本身，它跟想法和感覺的不同，就好比是天空和飄過的雲、鳥及天氣型態的差異一樣。內觀是一個更大的容器，心智與身體的事件都在此展現；它是一種不同的認識方式、不同的存在方式，一種我們生而爲人既有的能力。我們可以學著相信它，學習更依賴覺察，用這種方式去認識和存在。我們甚至會發現這種覺察本身提供一種遠離壓力和緊綳生活的避難所，把我們從行動模式及憂鬱惡性循環這些揮之不去的習慣當中釋放出來。

就像之前所說的，行動模式及其思考型態傾向去遮蓋同在模式的經驗性本質，因爲這個原因，內觀訓練涉及了大量練習在每一個時刻都能接觸生命所展現的直接經驗。身體是開始培養這種新生活方式的絕佳場所，這些原初身體知覺的物理特性提供了完美的基礎，來發展新的、更直接的、經驗式的、感官知覺的認識。

令人驚訝的是，我們可以將內觀帶到任何時刻、任何情境下的身體經驗，甚至可以從此刻坐在這裡，跟著這個簡單的試驗開始。

選擇身體的一個部位，並想著它一段時間，譬如說專注在雙手上，想著它們但不直接看著它們。通常當我們想著手，腦海中浮現的是平常我們從眼睛的觀點所看見的模樣，這好像我們是位在頭部這個高度的觀察者，知道手在那裡、它們長得怎麼樣，但跟它們有一點距離。我們或許會發現自己對手有很多的想法，可能喜歡或不喜歡它們的樣子；我們可能發現自己想著，我們的手或指甲跟朋友們的手比起來是怎麼樣，或它們怎麼變老了？但假如我們

➘當心靈本能地以對身體的想法來回應身體知覺，這就為反覆思索提供了溫床。內觀則提供另一種認識身體的方式，一種不會把我們困住的方式。

對雙手的內觀覺察

首先，盡量將全部的注意力集中在手上，不管此刻雙手放在哪裡，都不用去看它們。讓覺察充滿手的裡裡外外，從骨頭到皮膚以及指甲，把指尖及手指的所有知覺都納入覺察當中；感受手指之間以及手指周圍的空氣，感覺一下手背、手掌心、大拇指以及手腕。同時也對手與任何部位接觸時的觸碰感保持開放，例如膝蓋，如果你的手正放在膝蓋、椅子或座墊上，留意觸感和溫度，任何堅硬或柔軟、冰冷或溫暖的感覺——任何此刻所呈現的。

現在把手移到你正坐著的椅子上，用指尖輕輕地碰觸椅子的側邊，輕輕地，並全神注意在手指的觸感上。現在用手抓住椅子邊緣，留意你手握住那個地方的身體知覺。將覺察帶到手指與手掌上，直接去感受與椅子的觸碰，握住的手指所感受到的壓力，用覺察去探索手指和椅子間的眞實接觸。感覺肌肉的緊繃，也可能是冰涼或震顫，以及流竄著的其他知覺。現在，先放鬆，繼續覺察雙手，看看是否有任何知覺的變化，然後停下來感覺一下你的雙手現在怎麼樣了。

用不同的方式來看待自己的手，又會如何呢？

從這個小小的練習，你是否注意到**想著手**和**直接感受**到它們之間的差別？直接感覺的一個特徵是：從手而來的感覺可能和「手的形狀」不一樣——我們或許只是透過不同的知覺模式來體驗雙手：壓力、溫暖或冰冷、震顫或麻木。

想著身體和**直接去經驗**身體的知覺，這兩者的分別是非常重要的。我們經常從脖子上這個崇高的城堡來看身體，高高在上地往下看著身體（身體上和隱喻上），並想著「喔，對！那裡有點痛，那裡有點癢——我應該做點什麼。」但還有另外一種不同的可能性，我們可以**把心識帶入身體裡面**，並且讓覺察充滿其中。

我們可以從直接的身體經驗中學到什麼？

讓我們看看南茜在上述試驗中的經驗，在第一階段，南茜的腦海裡輕易地浮現出雙手的樣子來——她最近一直在想自己看起來有多老氣，也注意到雙手看起來又老又憔悴。關於手的思緒讓她憶起一些往事：她想起小時候媽媽的手是如此強壯有力，然而多年以後，當南茜照顧媽媽的時候，那雙手卻是如此地虛弱與衰老，而那已經是二十年前的事了。現在輪到南茜的手變得衰老，令人不禁欷歔生命的流逝。想法與記憶著實是行動模式用來知曉的一種方式，它已經將南茜遠遠帶離當時立即性的體驗。

在第二階段的練習中，南茜發現自己直接將注意力轉移到雙手的知覺。她留意到手指有一點震顫，一開始她懷疑是不是身體循環出了問題，但她還是可以回到單純專注於感官知覺上。她注意到震顫逐漸消失，現在她的手感到溫暖——然而當她專注於感官知覺時，這股溫暖來了又去。當她碰觸椅子的時候，有一股金屬的冰涼感，而當她握住它的時候，則有些微麻木的感覺。她全神貫注地留意到手傳來的知覺，感覺不像手的形狀——這對她來說是一個新的經驗。當這個練習結束之後，她發現自己可以相當專心，而不像過去那樣心神飄忽不定。直接專注在感覺身體，似乎可以暫時減緩心中的喋喋不休；同在模式中直接的經驗性覺察，意味著她能夠更靠近自己立即、純粹的經驗，並且較不容易被想法沖昏頭。

南茜學到了什麼?她發現可以用不同的方式來注意和了解自己。假如她用平常的方式去想自己的身體，她的心中將充滿各種相關的想法與概念。現在，她看到自己可以專注在身體或身體的任何一個部位，而且是用一種直接體驗知覺的模式。雖然她自己並不知道，但當這樣的經驗開展時，她已經從行動模式轉變到了同在模式。

這種轉變對長期與痛苦搏鬥的人特別重要，因爲這些負面和自我批判的想法，是如此快速地介入並控制我們，並且把我們拉入憂鬱的漩渦裡面。將覺察充滿全身，不屈服於對身體的想法所造成的拉扯，這種經驗將把我們帶向一種深刻的解放性改變，改變的不只是我們跟身體的關係——更廣泛地說，是與生命的關係。

經過不斷地練習，我們可以將覺察帶到雙手的試驗擴展到全身。在這個過程中，我們可以看見自己注意力的顯著轉移，從活在我們的腦袋裡面，轉而讓覺察充滿整個身體。在內觀訓練課程中，我們藉由一種稱作「身體掃描」（body scan）的冥想練習，來培養這種轉移。

↙直接地去體驗身體，能調高身體訊息的音量，並且降低心理的喧鬧。

身體掃描

身體掃描是我們首先在內觀課程介紹的一種平躺式冥想練習，我們會要求學員每天在家練習，至少持續兩週。身體掃描引導我們直接、有系統地依次去注意身體的每個部位，鼓勵我們在當下與身體建立更感興趣、親密、友善的關係。用這種方式將注意力帶到身體不同的部位，有時候相當具有挑戰性。因爲如此，我們使用呼吸來「帶領」覺察進到身體的各個部位，想像或感覺呼吸眞的可以移動遍布整個身體，針對我們關注的身體部位，帶來直接和經驗性的感受與瞭解。

你或許想要現在自己做這個練習，或是你沒辦法馬上做，晚一點再進行也可以。

放鬆的冥想？

如同我們在身體掃瞄的指導語中所看到的，這個練習的重點在於讓身體如其所是地被覺察，而不是要進入放鬆狀態。但是深度的放鬆狀態卻常常出現，頻繁到人們發現有時候自己在練習當中睡著了。當然，這種情況一旦發生，我們常會爲無法保持清醒而責備自己，並且用自我批判的態度徒增挫折。其實，我們可以選擇張著眼睛或坐著練習，而不是躺著練習；或者在一天當中的不同時間點練習，看看會有什麼不一樣；我們也可以選擇用體貼的態度對待著實發生的睡意，並且探索睡意在身體裡是什麼樣的感覺。在這些不同的方式當中，我們逐漸學會如何「醒過來」，並且在躺式的冥想練習當中維持清醒，不論多麼放鬆或一點也不放鬆。

珍發現自己在身體掃描裡實在太放鬆，以至於身體有一種漂浮感。「到最後，我是這麼地放鬆，感覺好像四肢和身體都不是眞的。我知道這聽起來很奇怪，但這眞是奇妙，我就像飄了起來，難以言喻。我想當時我的呼吸緩了很多，心跳應該也緩了下來，感覺到整個身體完全減速了。」

珍也說能進到不被想法所掌控的心識層次，對她來說是很大的解脫。她說在身體掃描時，她拋開了心裡所有的嘈雜聲，並發現自己極爲平靜。

爲什麼沒有刻意試著要放鬆時，卻發現自己放鬆了？就像第四章所介紹的呼吸冥想，身體掃描讓我們在特定的時刻裡，專注在一個相當小的經驗區域，再加上它讓我們在一段相當長的時間裡，有系統地從身體的一個部位轉移注意力到另一個部位，於是乎可以預期經過一段時間的訓練後，心緒會變得比較穩定，結果讓我們感到更加放鬆。只要珍「活在頭腦當中」，並且經由思考間接地去認識自己的經驗，她就會很難完全專注。思考本身是短暫且瞬間即逝的，前一秒都還沒有呈現它自己，下一秒就已經觸發了種種聯想和記憶，把我們遠遠帶離當下。當我們的心需要穩定和安靜，想法並不能提供它所需要的那種專注的穩定；相反地，當我們培養內觀的時候，藉由在每一刻將注意力放在身體特定部位的感官細部型態上，雖然專注的部位會隨身體掃描而改變，我們依然隨時都有清晰可得的對象來定錨注意力。以這樣的方式，一次只專注在一件事情上，讓珍的心緒可以安定下來，她經驗到一種平靜，即使她沒有刻意去尋找。

同樣地，在第四章裡介紹的內觀的非刻意特性，也促進了平和與安靜的發展；除了保持清醒以外，沒有哪裡要去，沒有特別的狀態要去尋找或試著達成。在練習身體掃描時，不管面臨到什麼樣的知覺——或許是麻木或沒有任何知覺，或某個部位有不舒服甚至疼痛的感覺，我們都允許它們如其所是，而不試著用任何方式改變它們。我們不試著去縮短事情的本貌與行動模式希望它們成爲的樣子兩者間的差距；相反地，我們安住在當下的經驗當中——去經驗那些等著我們去感知的事物，而不是經由思考的媒介。你可以說我們安住於同在裡面，安住在覺察本身。不難想像，用這樣的態度來面對我們的體驗，會是相當平靜的。

也就是說，將身體掃描視爲一種放鬆訓練是沒有幫助的，理由很簡單，因爲這會鼓勵心智的陳舊模式再次啓動。就像在第四章所做的呼吸冥想，我們可能會不小心將發現變成期待，最後把放鬆視爲身體掃描的用途或目標：「平靜就是這個練習想達到的；這表示我正朝向某個境界。」這正是珍所體驗到的，她覺得非常放鬆，輕飄飄的感覺多美妙。「但後來，我想是兩天以後，我又感覺自己飄起來了。我記得那時候想著：**喔！又來了，這眞棒！**當我

身體掃描的冥想

1. 找一個溫暖且不會被干擾的地方，讓自己舒服地躺下來。你可以選擇鋪在地上的墊子、地毯或者床上。輕輕閉上雙眼。
2. 花一些時間和自己的呼吸律動以及身體知覺連結，當你準備好，便可以開始把覺察導入身體知覺內，尤其是與地板或床舖接觸時的觸碰感和壓力感。每一次吐氣都讓自己更深地陷入墊子或床鋪之中。
3. 為了設定適當的目標，你要提醒自己這是一個需要「清醒」而非昏睡的時刻，以及這個練習的概念是如實地去察覺經驗的開展，並不是要改變感受的方式，或變得更放鬆或平靜。這個練習的目的是有系統地輪流把注意力放在身體的各部位，將覺察帶到所有你能意識到的知覺（或缺乏知覺）上。
4. 現在，將覺察放在腹部的知覺上，當吸氣以及吐氣的時候，覺察腹壁知覺改變的模式。花幾分鐘去感覺吸氣及呼氣時的感官知覺，以及肚子在吸氣的時升高、呼氣時下降的知覺。
5. 與腹部的知覺有所連結之後，現在將注意力的焦點下移到左腳、左腳掌，一路再到腳趾。輪流聚焦在每一根腳趾頭，帶進溫和、興味盎然、充滿感情的注意力與其同在，並探索所發現的那些知覺有何特性；你或許會注意到腳趾間的接觸感，也可能是刺痛、溫暖或麻木的感覺，甚至是沒有任何知覺。不管是什麼，都是沒問題的。事實上，不論你經驗到什麼都沒有問題；這就是你此刻所感受到的。
6. 當你準備好，吸一口氣，感覺或想像這口氣進入肺部，然後一路向下穿過身體，經由左腳到達左腳趾。呼氣的時後，感覺或想像這口氣從腳趾和腳底板往上送，經過腿部、身體，再從鼻孔出去。盡可能地繼續這樣的呼吸幾次，每一次吸氣都將氣吸到腳趾頭，每一次吐氣也都將氣從腳趾頭送出去。要掌握到訣竅可能有點難——只要用遊戲的心態，盡力去做「吸氣」的練習就可以了。

7. 現在，當你準備好，再一次吐氣，鬆開腳趾頭，並且把對知覺的覺察帶到左腳的腳底板——為腳底板、腳背和腳跟帶進溫柔、好奇的覺察（舉例來說，去注意腳跟與墊子或床鋪接觸的感覺）。嘗試讓所有知覺「與呼吸同在」——留意在幕後的呼吸，同時也在前場探索腳底板的知覺。
8. 現在讓覺察擴展到腳的其他部分——腳踝、腳背、骨頭與關節，然後做一次更有意識的深深吸氣，將氣向下引導到整個左腳。當這口氣轉成呼氣送出去時，也完全放開左腳板，讓覺察移到左腿下半部——依次到小腿、小腿肚、膝蓋等處。
9. 持續掃描身體，輪流在身體每個部位逗留一會兒：左腳的小腿肚、膝蓋、大腿；右腳的腳趾頭、腳板和腳踝，右小腿、右膝蓋、右大腿；骨盆區——鼠蹊、生殖器官、臀部、髖部；下背部和腹部、上背和胸部、肩膀。然後移動到雙手，通常兩手一起做，首先停留在兩手手指和拇指、手掌、手背，然後手腕、前臂、手肘、上臂等部位的知覺；再一次到肩膀、腋窩；脖子；臉部（下巴、嘴巴、嘴唇、鼻子、臉頰、耳朵、眼睛和前額）；然後整個頭部。
10. 當你察覺到身體某個部位有緊繃感或任何強烈的知覺，你可以對那些知覺做「吸氣」，就像你對其他部位做的一樣，隨著吸氣和緩地把覺察直接帶到那些知覺上，盡可能地去體察那個部位的狀況。假如發現了什麼，也順著呼氣一起把那些狀況釋放出來。
11. 意識總免不了一再地從呼吸和身體跑掉，這是完全正常的，這就是它會做的事。當你注意到這點，只要和緩地承認，注意它跑到哪兒去了，然後溫和地把注意力帶回想要專注的身體部位上。
12. 用這種方法掃描完全身之後，花幾分鐘覺察整個身體感覺，並且讓呼吸自由地進出體內。
13. 還有一個重要的提醒：假如你和大部分現代人一樣，被長期輕度的睡眠剝奪所困擾的話，由於身體掃描是以平躺的姿勢進行，所以很容易會睡著。如果你發現自己會睡著，可以擺個枕頭把頭部墊高、張開眼睛，或用坐著來代替躺著，這些對進行練習都很有幫助。

當我們不再強求快樂的感覺，
它們就可以更自由地展現自己。
當我們不再試著抗拒不快樂的感覺，
就會發現它們自行消散了。
當我們不再嘗試要某件事情發生，
新鮮、出乎意料的豐沛經驗便唾手可得。

一這樣想，那種感覺就沒了，我接著想：喔！我想要再來一次！到頭來卻非常失望。有兩、三次當我聽著指導語的時候，我發現自己有所期待：喔，太好了，我希望自己再度體驗到那種感覺。結果什麼都沒發生。」

珍是如此渴求體驗放鬆，以至於沒有辦法放鬆，就像緊緊揑住一把乾燥的沙子，反而使得它從指縫間流掉了。所以就這一點來說，我們或珍可以做些什麼呢？

假如我們發現身體掃描是平和而且安靜的，我們可以單純地去覺察這些感覺；體驗這些感覺，就是要知曉它們來了又去，升起了又消退。重點是，跟它們同在，如其所是地覺察它們，不論是愉快的、不愉快的、中性的，或者僅僅只是注意到而已。

漸漸地，人們會發現不管在身體掃瞄當中產生了什麼樣的感覺，內在都有一股同在的力量可以處理。這是深切了悟的基礎：當我們不再試著去獲得愉快的感覺，這種感覺反而比較有可能出現。有了這個了悟，或許會帶來另一個深切的道理：我們本來就擁有體驗內心深處寧靜和幸福的能力，就像之前所說的，我們不需要努力來贏取它，或者到什麼地方去獵捕它，只要學習如何有技巧地脫離自己的模式，就能讓內在深處平和與幸福的寶庫得以顯露，而我們就能更快地接觸到它們。對已經花了大半輩子與痛苦「搏鬥」的人而言，這會是個可以帶來解放的極大改變。

身體掃描和所有內觀的練習，都是邀請我們盡可能地放掉期待，因爲期待可能會變成目標，而目標只會擋在中間，讓我們沒辦法去經驗此時此刻。當我們留意到自己懷抱著期待，就像珍所做的，我們會發現要忍住不把感受到的經驗轉換成固定的目標有多麼困難——這正是個重要的功課，它幫助我們學著去辨識自己何時轉換到行動模式上了。藉由定期練習身體掃描來培養內觀，珍開始發現自己的這個模式，並對它的滑稽一笑置之。

注意力漫遊：另一個辨識行動模式的機會

頭腦最有用的一個功能，是不斷地提醒自己種種未竟之事，所以對我們而言，重要的目標不會被遺忘到一邊去。這小小的記事系統可以讓我們避免忘記重要的截止日期，或確保我們會去修復受損的重要人際關係。但在我們不需要它的時候，這個功能仍然有自動值班的傾向，就像蘿倫在身體掃描練習中所發現的。

蘿倫家裡發生了很多事，她年長的公公費爾最近跌倒並摔斷髖關節。由於所有的子女和他們的配偶都有全職工作，蘿倫花了很大的力氣才找出照顧公公的好方法。當蘿倫正聚焦在臀部的知覺上，她發現自己的注意力漫遊而去了。

她說：「首先，我感覺到我的臀部，然後我發現自己想著它的形狀，並且回憶起生物課本上一張臀部的照片。然後我想到費爾摔斷的髖關節——接著開始想起他在醫院的事。」

我們可以發現蘿倫的注意力在剛開始漫遊時，其變化是相當隱微的；她從專注在臀部的直接知覺，轉移到對臀部的**思考上**——從經由體驗的認識，轉移到經由想法的認識上。

一旦打開潘朵拉的盒子，所有相關的想法、記憶和行動模式的嘈雜會一股腦地湧現出來，把蘿倫從有意識的聚焦愈帶愈遠：首先跟她的過去有關，然後到她的公公，從這裡又連結到他躺在病床上的景象。她的注意力漫遊並沒有在這裡結束：

「這讓我想到比爾（她丈夫）的妹妹，她說會請假來照顧爸爸，但她並沒有。然後我想起一通麻煩的電話，是另一個家庭成員打來的，她說她沒有辦法再處理任何雙親的問題了。」

一旦偏離了原本要專注的身體感官知覺，蘿倫的注意力移到了照顧公公和家人的未竟事宜上。在練習過程中的某個步驟（她不確定何時），她打了幾分鐘的盹。

一開始蘿倫對自己的注意力不斷漫遊感到生氣，但是大概練習了兩個禮拜的身體掃描之後，她發現內在有些改變。她說：「之前我會變得慌亂，開始拿起鍋碗瓢盆到處亂丟——只是在心裡想，你知道的。我會一直想：哼，沒有人在意；**我是唯一知道該怎麼做和怎麼照顧費爾的人。如果潔兒不能做，那她可以離得遠遠的，都讓我來做。**在心裡亂丟鍋碗瓢盆只會傷到我自己，因爲沒有人會看見。現在我可以感覺到身體裡的壓力，但我不會逃離它，也不會因爲感到沮喪而變得沮喪。」

當蘿倫發現她的注意力已經飄走，比較有效且適當的方法是對自己笑一笑，然後溫柔地把它帶回之前她想專注的地方，而不是責備自己。而且，她說回到感官經驗的層次，讓她能接觸並「感受」生活中的壓力，而不至於過度反應。

沒有什麼叫做壞的冥想

不管我們是否預期放鬆或寧靜會伴隨著身體掃描出現，或是我們傾向因爲注意力漫遊而責備自己，都很容易爲冥想貼上目標，並且開始回想某一次的練習是「好的」或「不好的」、「有用」或「沒用的」。由於對不愉快情緒抱持著厭惡感，假如我們從頭到尾都沒有耐心，在練習中或許會很容易受到引誘、靜不下來、不舒服、到處發癢或覺得煩躁、感到冷熱或是疼痛，然後歸結說冥想「不好」。我們可能以後都不想再做身體掃描了，因爲很明顯地，這個冥

並沒有什麼叫做「好」的冥想或「壞」的冥想，只要我們用心覺察，清楚看見此刻在我們面前所展現的。

想沒有「功效」。有些事就是不對勁：我們可能會責怪指導語、老師或這種方法，或者認爲自己是個失敗者。此外，如果我們想像其他人對身體掃描有很棒的經驗，就又多了一個理由來證明自己的失敗。

冥想並沒有所謂的失敗，只要我們對自己的經驗如其所是地關照。事實上，這正是爲何身體掃描有如此強大的效用，即使是出現強烈的情緒、想法、感覺，藉著對經驗的直接了知，身體掃描帶來一次又一次的機會，讓我們安住或回轉到同在模式。就像其他冥想練習，身體掃描變成我們自我成長和學習的實驗室——學習不被盤據的心思和痛苦的自我循環所困住，並且漸漸變得跟自己更親密、更自在。在身體掃描中，每一刻呈現出來的事物都是讓我們精進學習和成長的導師，不論它們是愉快、不愉快或中性的。

當我們希望眼前發生的事情可以變得不一樣的時候，心裡面會感到痛苦和煩惱，而身體掃描的目標在於把我們從這些苦難當中釋放出來。在身體掃描中，就像在生命自身當中，如果我們不再執著於要感受到平靜——或被啓發、處於和睦及滿心歡喜，而是反過來學著跟當下所感覺到的一切同在，我們就能擁有更強壯、更自由的姿態。

這意味著我們得去辨識身體某些部位的緊繃或焦躁，並且讓它們如其所是，而非在心裡對於爲何會感到那麼多壓力開始高談闊論。

這意味著我們必須去注意疲倦的所有感覺，而非用講道理的方式要自己振作起來，並且繼續下去，直到自己累倒。

這意味著去感覺平和或喜樂的微光，被壓在一層層鬱悶、緊繃或惱怒底下。我們要做的只是知道它在那裡，而不是瘋狂地挖掘，將它拖到表面，然後要求它主宰我們此刻的感覺。

在早晨，帶著內觀的覺察醒來

讓我們回到一開始的時候：一早醒來那種令人討厭的沉重和疲倦感，對許多人來說，要處理這種感覺相當困難。當然，我們寧願不要經驗到這種感覺，但這

為什麼要繼續做身體掃瞄？

在我們的內觀訓練課程中，身體掃瞄占有很重要的位置；從一開始參加此課程，就要每天練習四十五分鐘，每週六次，至少持續兩週，即使學員很可能感受不到立即的效果。如果你發現難以持續這個練習，可以參考我們給課程參與者的建議：盡你所能地去做，並且留在這個進程裡，不管你是否覺得「沒有用」。如果你能持續下去，最後這個練習本身就會顯露新的可能性，爲什麼呢？

- 因爲身體掃瞄提供了絕佳場所，來培養全新的、經驗性的知曉方式。
- 因爲身體掃瞄提供我們與身體重新連結的可能性，這是體驗與表達情緒的關鍵。
- 因爲身體知覺的內觀覺察可以解開身體知覺和想法的連結，而這個連結往往是造成反覆思索與痛苦的持續循環。
- 因爲身體掃瞄教導我們以有智慧和開放的態度，來注意身體的各部分，即使是強烈不愉快的位置；它是一個可以類化到生活中其他部分的技巧。

在這樣的基礎下，我們就有機會鬆脫自己加諸在快樂和幸福上的枷鎖。

就是身體掃瞄練習眞正發揮功用之處。如果我們已經練習了幾天的身體掃瞄，就會開始與身體本來的樣貌連結起來，而非我們希望它成爲的樣子。在身體掃瞄中，我們發現一個從全新角度來處理事情的可能性，這個方法在任何時刻都能派上用場，即使沒有時間來進行廣泛身體掃瞄的時候亦然。

所以現在醒來的時候，我們如何以不同的方式處理這樣的情況呢？我們將能夠辨識導致惡性循環的早期徵狀，並且開始練習讓心安住在同在模式當中。我們會把注意力直接聚焦在身體知覺，並且留在如其所是的覺察裡面。這讓我們能和不舒服的知覺同在，而不是試著避開它們，或經由思考而把它們變得更糟。即使只是剛開始練習身體掃瞄，這種取代行動模式的選擇，已足以影響起床時無精打采這種普遍的日常生活景象。沉重感往往會被負向思考大量強化，但在同樣的情況下，內觀爲身體知覺帶來溫柔、慈悲的覺察，不試著去改變它們，而是放開那些關於它們、我們自己或任何事物的思考。如此一來，內觀將會非常具有能量。

一旦我們有了一些身體掃瞄的經驗，便可以將這種覺察帶到任何時刻。我們甚至可以在一次吸氣與呼氣間進行身體掃瞄；或者和身體同在，呼吸五分鐘左右；甚至在睡前花個一、兩分鐘也可以。

而它可能會改變接下來的一整天。

【第三部】

轉化痛苦

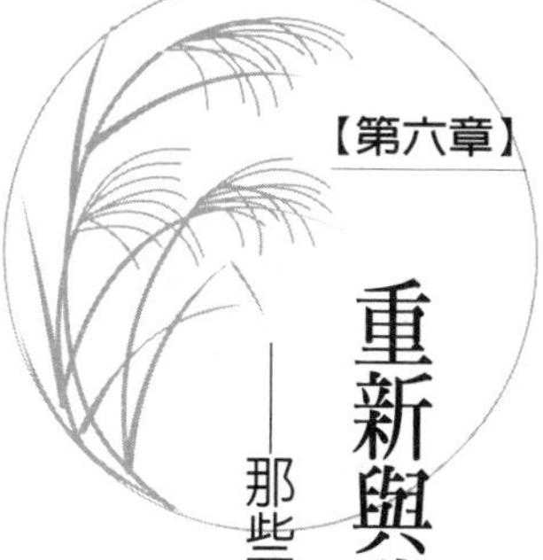

【第六章】

重新與我們的感覺連結

——那些我們喜歡、不喜歡，和我們不知道我們所擁有的

約翰在下班後開車回家的路上，前方的一輛卡車突然倒退，撞上了他的車子，雖然沒有造成太大的損傷，但情況還是讓約翰必須打電話給保險公司。更糟的是，那輛卡車司機否認自己倒車，他說是約翰從後面撞上他的車，這讓約翰開車回家時一肚子火，整個人相當緊繃，漲紅著臉，血壓升高且眉頭深鎖。到家後，他整個人跌坐在沙發上，決定明天之前都不要再擔憂車子的事，這的確讓他舒服了點。他拿起信件，第一封信是銀行寄來的，詢問他是否願意來電討論關於退休金的問題，這讓約翰從椅子上跳了起來，對著桌子重重一搥，然後怒氣沖沖地衝出家門。

直到後來約翰和妻子討論這件事，他才清楚原來車子的事所造成的緊繃情緒，蔓延到他對信件的反應（否則這其實是封無害的信件）。約翰的妻子和家人表示，只要看到約翰，就能夠分辨他的緊張：他全身體緊繃，姿態出透露他已經忍無可忍。約翰卻不知道自己仍然感覺這麼差，以至於當妻子問他有沒有感覺好一點時他感到很訝異，並且否認對於車禍及信件存有任何殘留的情緒。他說早已忘了這些小事，並且帶著有點緊繃的微笑說他沒事，這個微笑在他妻子看來卻一點都不自然。

約翰顯然相當不熟悉身體所傳達給他的訊息——不光是這一次，而是慣常如此。因此，他並沒有眞正注意到自己所有的情緒反應——至少在它們將他的心情拖進谷底前，等到這個時候再採取任何立即的行動，也已經太遲了。不僅如此，約翰對銀行信件的過度反應，就是他遇上卡車司機之後情緒殘存的直接後果。他的缺乏覺察，意味著頭腦已經被身體和情緒掌控，到了他需要警覺的程度。如同我們在第二章及第五章所見，身體的狀態對心緒提供相當重要的資訊，如果我們無法覺察，這對判斷、思考及感覺上都會產生巨大的影響。舉例來說，皺著眉頭使我們傾向負面地評判自己的經驗，同樣的道理，約翰緊繃的身體和怪異的表情，煽動了後來他對銀行信件的挫折反應。

對自己的情緒、身體反應毫無覺察，是他避開不想要的感覺所產生的直接後果。

爲何我們要忽視

如同我們在第二章所討論的，因爲過去痛苦的情緒和感受而把情緒當作敵人，這是可以理解的。我們把不愉快當作一種威脅來回應，一旦這麼做，就會觸發大腦中的逃避系統，不但抑制了相關的趨近行爲，例如好奇心、投入感、善意，甚至頭腦也被迫要避開自己所製造的產物，用隔離、潛抑、麻痺或任何方法來假裝它們不存在。結果不但使我們失去與負向或不舒服感覺以及身體知覺的連結，也可能失去感受的能力，不論是對正向或是負向情緒。這使得我們無法有效處理痛苦，並且某種程度反而強化了和全然活著的經驗脫節的感覺，但我們卻不知道爲什麼。

這種逃避情緒、思考、感覺、身體知覺的企圖就叫做**經驗性迴避**（experiential avoidance），毫不意外地，它會變成一種習慣。如果聽到的消息太常令人覺得不愉快，誰不會想與感覺和身體感受脫離？但是假裝這些感覺不存在，就好比在高速公路上開車，聽到車子引擎發出奇怪的聲音時，就將收音機開得更大聲來應對。用這方法對付噪音相當有效，但對於防止引擎在十幾公里後熄火卻不太有幫助。心理學家史蒂夫・海斯（Steve Hayes）和他的同事回顧了一百多篇的文獻後，做出一個結論：許多形式的情緒困擾，都是不當地避開、逃離情緒所導致的——也就是經驗性迴避的結果。如果我們試著阻隔情緒經驗的重要部分，包括身體知覺、想法及感覺，以心理學來說，我們的心理「引擎」也極有可能會熄火！

就長遠而言，想處理不想要和不愉快的感覺，經驗性迴避並不是一個有用的方法。雖然我們或許沒有察覺到，不愉快的感覺卻仍然在身邊，而它們甚至觸發了習慣性的反應，將短暫的不愉快感覺變成持久的痛苦；除非我們能覺察到，否則不愉快的感覺會直接和間接地影響我們的態度和判斷，使得痛苦一直存在。**除非我們覺察**，這就是問題所在。當「忽視」變成習慣，我們要如何學習將注意力轉回來，但又不會被壓垮？我們的內在經驗中有一個層面幫得上忙，稱之爲「內在氣壓計」（internal barometer）。

內在氣壓計

想找個新地方住的時候，我們常花好幾個小時去看房子。你是否曾經碰過一棟聽起來很完美的房子或公寓：它有你所需的房間數，坪數比你需要的還大些，設施便利，也有很棒的鄰居——直到你實際去看過。當你一走進大門，就知道這不是你要的房子。你或許說不出爲什麼，就是一股直覺，在意識層面上你非常清楚地覺察到，然而無法用言語來表達。它是以直覺評估現場狀況後的一種宣讀，甚至可能強烈到讓你只想趕快離開。

我們的感覺或許各有不同，但背後其實可以用一個標度，把經驗分成「正向」、「中性」、或「負向」。它的功能就好像是心理的內在氣壓計，如同實際的氣壓計可以測到連續的大氣壓力指數，這個內在氣壓計也可以讀出我們每一刻經驗到的「內在氣壓」。但就像我們必須看氣壓計來得到天氣的資訊，我們也藉由對每一刻的實際感覺更加地覺察，來判讀這個內在氣壓計（如果必要的話，要去學習怎麼讀），這樣的話，我們就更有可能以更平衡的心智來採取更合適的行動，特別是對於那些令人難受的情境。

要讀取內在氣壓計，需要更仔細地注意我們所遇到的任何人、事、地、物所產生的反應連結鏈。如果這樣做，我們將發現經驗的直觀感覺可能會是愉快、不愉快或中性的。當一個經驗表達出愉快，反應的連結鏈就會朝著一個方向，在這個方向的終點我們會覺察到想要經驗停留久一點；如果一個經驗表達出不愉快，反應的連結鏈就會朝向另一個方向，一個我們感覺想要離開或逃離的終點。大部分這個過程是完全自動化的，在我們的覺察之外。

如果我們實際去練習在某個時刻或情況下將覺察帶入反應連結鏈，每一次這麼做，我們就會得到一個絕佳的機會，來打破直覺感受和完全自動化且緊緊跟隨的無意識反應之間的強

↙每個人都有一個對經驗的內在監視器，將事情分為愉快、不愉快或中性的。它可以作為早期警報系統，當我們學著去判讀它，就可以讓自己免於自發性的嫌惡反應，以及隨之而來的反覆思索。

力連結，特別是我們的嫌惡反應。既然「痛苦」常埋藏於各種負向情緒之下——難過、生氣、厭惡、焦慮，我們就有機會去發展一個對所有痛苦情緒通用的「早期警報系統」，不論它們以什麼形式竄到意識層面來。藉由仔細地聆聽內在氣壓計所透露的訊息，當這些先前被我們篩選掉的不愉快感覺**真的出現的時候**，我們就可以辨識出來。將這些情緒帶入覺察中，可以減弱它們對心智的影響，並讓我們可以用一些新的方式，來回應它們，而不會繼續引起嫌惡反應並且一不小心就掉入憂鬱漩渦。

用來開啓這種早期警報系統的最可靠方法是什麼？我們在第五章裡暗示過了，藉著特定的方式將覺察帶進身體裡，我們就可以發現並且更明智地使用自己的內在氣壓計。

開展新的可能性

要做到這件事，我們需要一個有效的方法來傾聽身體的感受和感覺，所以才能夠直接且立即知曉任何時刻的直觀評估，這給了我們機會，使用比習慣而自動化的情緒反應更有效的方式，來回應某些情境。

舉例來說，閃過的一個記憶突然使我們感到一陣難過與痛苦，我們或許不需要知道是記憶裡的哪個部分觸動了這個情緒。記憶本身或它所引發的情緒會被標記爲「不愉快」，而正是這種不愉快的直覺反應點燃了接踵而來的連鎖反應。這或許曾經是漩渦的開端，但也不必然如此，因爲我們可以將一連串的反應轉換成一系列的決定。

當我們因辨認出某個事件（如難過的感覺）是不愉快的，從而產生嫌惡反應的這個時刻，假如我們能留意到，那就是一個內觀可以打開新機會的重要關鍵時刻。首先，藉由將友善的非評斷性覺察，帶入那些伴隨痛苦而來的身體知覺中，我們可以馬上更明智地使用蘊藏在知覺和感受裡的資訊，到後來，我們會發掘出多種以內觀對痛苦本身做出回應的方法，如同身體內所感覺到的，這會大幅地增加痛苦馬上消失或在合適的時間逐漸消散的可能性。

我們現在或許開始瞭解，開放對身體直接感覺經驗的覺察，是如何把我們與之前一直在迴避的情緒連結起來。對我們許多人來說，一開始要區分經驗中對不愉快的立即知覺與嫌惡的連鎖反應有些困難，因爲這些經驗可能全都攪在一起，但這不會是個問題，因爲我們可以一步一步來。一開始，我們或許能察覺整個攪在一起的感覺，在身體某個部位有一種緊縮的不愉快感呈現。接下來，在知覺的層次上辨識這種緊縮感，並且試著去熟悉它，我們可以開始把不愉快的感覺及嫌惡整體分得愈來愈清楚，這是很大的一步。然後，透過練習那幾個特別是用來提升對身體覺察敏感度的冥想（例如身體掃瞄和本章所要介紹的練習），我們更容易在嫌惡反應被引發之前，偵測到感覺當中的不愉快。最後，一點一滴地，我們開始發覺它們的差異——不愉快先發生，接著是「讓我離開」的嫌惡反應，這也會被當作是不愉快的，然後繼續循環下去。

最容易辨認的身體嫌惡反應的表現方式，包括肩膀或下背的緊縮、皺著額頭、緊咬下頜、腹部縮緊，知道這些是有幫助的。不論是要逃離老虎或自己的感覺，我們都會有戰或逃（fight-or-flight）的反應，然而就像約翰，當老虎盤據在心裡久久揮之不去，我們卻常常不去注意這些身體的嫌惡心理反應。

所以，一步一步來，我們能怎麼更加覺察之前所說的「整體」，也就是最初氣壓計所顯示的「不快樂」，和隨後一連串的習慣性反應兩者融合所透露出來的身體知覺？我們已經開始了，因爲每次我們練習身體掃瞄，就擁有無數次的機會（詳第五章）。我們是否可以察覺不快樂或快樂的感覺，和它們時時刻刻在身體知覺上的表現形式？當我們持續這個練習，我們將自然而然更熟悉感覺的表現，不只是某個特定身體部位，還有整體的身體知覺，都在覺察當中，就像我們每次練習身體掃瞄的最後階段一樣。

本章的練習將更加擴展、加深我們的能力，來分辨我們對快樂、不快樂或中性經驗的直覺評估，以及它們如何在身體當中展現。除此以外，這還將涉及到把身體當作一個整體來覺察，拓展我們對身體的熟悉度和自在程度，還有它如何幫助我們判讀重要的內在氣壓計，來了解內在的風是往哪個方向吹。但首先，我們必須先探討一些問題，是關於覺察的「品質」、背後的動機，以及這幾件事對於本章的練習和所有我們正在發展的內觀練習，將有多麼重要。

迷宮裡的老鼠

你是否還記得孩提時的解謎書？內容常有連連看、找出相異處等謎題。無疑地，當時不管是誰在照顧我們，總希望我們會花上幾個小時，安安靜靜地去連接那些點，或在兩張極盡相似的圖中找出相異之處。有時候，這種書裡面有一種叫迷宮的謎題，而我們的任務是在筆尖不離開紙面的前提下，畫出出路。

幾年前，心理學家採用相似的迷題，針對大學生設計了一個耐人尋味的實驗：在圖中有一隻老鼠被困在迷宮裡，受試者的任務是要幫助老鼠找到出路。這個實驗有兩個版本，一個是正向、趨近傾向的（approach-oriented）；另一個是負向、逃避傾向的（avoidance-oriented）。在正向的情境裡，有一片瑞士起司就放在迷宮外面的老鼠洞前；在負向的情境裡，迷宮是一模一樣的，但在出口處的不是起司，而是一隻老鷹在迷宮上方盤旋，隨時準備俯衝直下，伸出鷹爪抓住老鼠。

這個迷宮不用兩分鐘就可以完成，所有參與實驗的學生都能夠解答這個迷題，但在完成不同版本之後所產生的後效，兩者相比之下令人驚異。所有參與者在走完迷宮之後，都接受一個創意性測驗，幫助老鼠逃離老鷹的參與者所得的分數，比幫助老鼠得到起司的參與者所得分數低了百分之五十。前者因為先前注意老鷹，引起了怕出錯的警覺、逃避、戒備的心智狀態，而這個狀態殘留到下一個測驗上，削弱了創意性，關閉了各種可能性，並降低學生們回應第二個測驗的彈性。

這個實驗告訴我們一件很重要的事情：同樣的行動（即使是解答如迷津般的小事）會產生不同的結果，端賴行動後果是導向我們所喜歡的事物（激發大腦的趨近系統），或逃避負向事物（激發大腦的逃避系統）。在迷津實驗中，厭惡反應是由一張微不足道的老鷹圖案所引發的，它導致了探索性、創意性行為的減少。對於逃避系統會窄化我們對生活的注意力來說，這是一項引人注目的證據，即使這只是被一個象徵性的威脅所引發。這個實驗也指出，動機在培養內觀的練習中佔有的重要性；如果我們對身體經驗灌注的注意力，是伴隨著趨近品質，包括感興趣、好奇、溫暖和善意，那麼我們不只將與每刻的知覺和感覺有更好的接觸，也直接抵銷了任何厭惡和逃避所引發的效果。就像許多我們正在學習的事物一樣，對冥想練習而言，培養有益且和善的意圖與動機，和學習如何專注一樣重要。

內觀瑜伽〔註〕

接下來的練習，是奠基於從身體掃瞄開始的身體覺察上，據此更進一步去精鍊。在進行一系列長十分鐘緩和的瑜伽伸展站立練習中，讓我們把注意力帶入身體所產生的知覺和感受裡。你也許想要現在或者等到你一有時間就能開始練習（請見下兩頁）。

在完整的內觀式認知治療計畫裡面，這個引導式的練習是排在靜坐冥想之後，並且跟一系列衍生的內觀動作、伸展和姿勢每日交換輪替。這些奠基於哈達瑜伽（hatha yoga）的練習，本身是一種靜坐的形式。因爲一開始要記住這一連串動作並不容易，因此請運用以下詳細的指導語，引導自己進行一個接著一個的動作。

老鼠迷宮的實驗提醒我們進行這個練習時，抱持的精神具有關鍵的重要性。就跟練習吃葡萄乾時一樣，我們邀請自己去探索身體裡發生了什麼

註：假如你有任何身體上的狀況，會對你的動作造成限制，在這個內觀動作的練習當中，請特別留意。要是你不太確定自己的身體狀況，請諮詢你的家庭醫師或物理治療師（亦見301頁）。

對於感覺的善意及溫暖的好奇心，會讓我們更能夠碰觸在生活中每一片刻完整的經驗。

內觀的站立瑜伽

1. 首先，赤腳或穿著襪子站立，兩腳平行張開與臀部同寬，放鬆膝蓋讓腿能微微彎曲（以這種姿態站立是不太自然的，所以這姿態本身可能產生一些新奇的身體經驗）。
2. 接著，提醒自己這個練習的目的：變得覺察。當我們從事一連串的和緩伸展，盡其所能地提升全身的知覺和感覺，尊重並探索每一刻身體的極限，盡量放掉任何要超越自己極限或者和別人競爭的傾向。
3. 然後，一邊吸氣，一邊緩慢地、內觀地向兩側舉起雙臂，與地板平行。接著吐氣之後，在下一次吸氣時，繼續緩慢地、內觀地舉起雙臂，直到雙手在頭上相碰。抬起雙臂的過程中，你可能一直會感覺到肌肉的張力，繼續保持這個伸展。
4. 接下來，讓呼吸自由地進出。繼續向上伸展，指尖輕柔地伸向天空，雙腳深穩地踩在地上。同時感受到身體肌肉和關節的伸展，從雙腳、雙腿一整個向上延伸到背部、肩膀，再到雙臂、雙手、手指。
5. 繼續維持這個伸展一段時間，自由地吸氣、吐氣。當我們持續保持這個伸展的狀態時，注意任何與呼吸同在的身體知覺，以及感覺的變化。當然，這可能也包含增加的緊繃或不舒服，如果是如此，也向這樣的感覺開放。
6. 在某個時間點，當我們已經準備好，慢慢地，非常緩慢地一邊吐氣一邊放下雙臂。我們緩慢地放下雙手，手腕彎曲以讓指尖向上，手掌向外（又是一個不自然的姿勢），直到手臂回到身體兩側，從肩膀垂掛下來。
7. 然後讓眼睛輕輕地閉上，專注於呼吸的律動，以及此刻站立在這裡全身的知覺和感覺，或許去注意回到自然姿態後身體釋放（通常是放鬆）的對比感。
8. 現在繼續內觀地輪流伸展兩隻手臂，就像要從樹上摘水果，但卻不在可以觸及的範圍。全然地覺察全身的知覺和呼吸。如果你在伸展中將另一隻腳抬離地面，留意手的伸展和呼吸有些什麼變化。
9. 在這些動作之後，現在緩緩地、內觀地舉高雙臂，兩臂平行，讓身軀彎向左側，讓臀部擺向右側，形成一個從腳到軀幹、手臂、手掌、手指、側曲伸展的大彎月。吸一口氣且回到站立姿勢，吐氣時再一次緩慢下彎，形成一個相反方向的曲線。

10. 當回到雙臂垂放身體兩側的自然站姿，讓手臂保持自然下垂。你也可以轉轉肩膀，首先，往耳朵的方向提高肩膀，愈高愈好；接著向後，好像要讓兩塊肩胛骨靠在一起，然後讓它們完全放下；再朝身體前方擠壓雙肩，愈靠近愈好，好像它們要互相碰到對方，雙臂仍然自然垂放。繼續以這些不同的姿勢「轉動」肩膀，盡可能地讓動作流暢且保持內觀。全程雙臂自然下垂，先以一個方向，再以反方向，形成向前、向後的「轉動」動作。
11. 當你再度停留在自然的站姿，懷著遊戲的心情，緩慢地、內觀地以任何舒服的角度來轉動頭部，非常輕柔地，好像用鼻子在半空中畫圈圈，輕鬆地朝一個方向畫完，再朝反方向畫一個圓。
12. 最後，在這一系列動作結束之後，靜靜地站一下或坐一下，傾聽身體的知覺。

事，不管每分每秒所經驗到的是什麼，我們都帶進一種開放的覺察。為達此目的，我們需要留意自己那些會去逃避某些經驗的習慣，特別是涉及不舒服成分的經驗。這種感覺有時會出現在身體的不同位置，尤其是當我們進行內觀瑜伽時，這些感覺就變成是探索不舒服與嫌惡反應之間如何連結的絕佳機會。所以站立瑜伽的挑戰，在於如其所是地經驗身體的每一刻，以開放和感興趣的心態，好像每次都是第一次，而這包括了在任何伸展或姿勢中，去感覺並溫和地探索它的極限。

例如，我們可以藉由指認身體中各種來來去去的知覺開始。要做到如此，必須先打破任何恐懼的想法或期待所形成的屏障。比方說，我們刻意保持某個伸展或姿勢一段比較長的時間，然後開始經驗肩膀或背部傳來的不舒服，挑戰在於當我們對此保持覺察，並且辨識出它們是不舒服的，但仍然能對它們展開雙臂。我們有辦法注意到自己有股衝動，想立即把這些知覺標示爲「疼痛的」，且將整個經驗視爲「折磨人」的嗎？

藉著把注意力**轉向**不舒服和不愉快，並且在它們出現的時候，有意識地以覺察來擁抱它們。這讓我們擴展了自己的開放和善意，以這樣的方法來培養覺察，並減弱了逃避不喜歡的內在經驗的傾向。與此同時，我們也削弱了對行動模式不自覺的依賴，這樣的依賴要是帶著恐懼，只會讓我們捲入長期的痛苦當中。有些人發現在處理自己的經驗時，沉默地問自己：「這是什麼？」對於琢磨和精鍊覺察力很有幫助。

身體動作和伸展提供了很多機會，讓我們以溫柔、和善、仁慈的態度對待自己，而不是要自己超越極限，或以嚴苛和批判的角度看待自己的「表現」。

遇到不舒服的經驗時，和緩地問自己「這是什麼？」，可以讓我們不會一下子就跳進了「我恨它——快讓我離開」的想法裡。

對瑜伽的反應

每個人對上述練習的反應都不太一樣，但很多人發現這種瑜伽伸展有極大的幫助。假如有人覺得很難維持一段長時間的身體靜止，像是身體掃描這種動作，那麼內觀瑜伽通常特別有效。這種姿勢、動作、伸展隨時能將我們扎根在當下的此時此刻，允許我們更全然地跟身體同在，並且能夠對此刻的經驗更加覺醒。

移動和伸展，就像走路一樣，會提供一種比呼吸冥想或身體掃瞄冥想更「大聲」的身體知覺，就這一點而言，它們有時候提供了比較容易集中注意力和打開體驗的焦點。此外，伸展這些可能在長期嫌惡狀態下習於緊繃的肌肉，可以讓我們從自己或許都不知道藏匿著的情緒當中釋放出來，因爲儘管不知道這些情緒的存在，我們仍然受困其中。

和其他的練習一樣，在內觀瑜伽中培養的覺察力是隨時可派上用場的。藉由身體來落實一整天的覺察，和大小動作及姿勢都帶著內觀一樣簡單。這並不會比和身體沒有連結、自動化的反應及毫無覺察需要更多的時間；就像伸手去拿某個東西，動作就是這樣，當中並沒有什麼額外需要做的，我們只是把注意力帶到正在動作的身體部位和沒有動作的身體部位上。我們可以訓練自己在此地、此刻，讓覺察充滿於身體裡。不管腦袋中或身體裡發生了什麼事，假如我們選擇去注意到它，內在氣壓計就永遠跟著我們。這麼做給了我們更多的選擇，

靜坐冥想：呼吸與身體的內觀

1. 坐在椅子上或地上，以直立莊重的坐姿練習內觀式呼吸十分鐘，如前所述（第110頁）。
2. 當你覺得某個程度上呼吸在腹腔或鼻孔進出身體的感覺已經穩定下來之後，有意識地讓自己擴展覺察的範圍，從呼吸擴展到全身的各種知覺上，不管是什麼，把身體當作一個整體，坐著並且呼吸。你可能甚至會有一種呼吸在全身上下移動的感覺。
3. 把全身的感覺都納進來成爲一個整體，包括在體內進出的呼吸。如果你選擇去覺察某個部位，或者某個型態的身體知覺，包括身體和地板、椅子、坐墊或凳子接觸的地方——碰觸、壓力的感官知覺，腳或膝蓋和地板的接觸，臀部和其下的支撐物，雙手放置大腿兩側或一起放在盤腿上的感覺。盡可能將這些知覺連同呼吸和整個身體的感覺一起留在更廣泛和開闊的覺察中。
4. 當然，你極有可能會發現注意力一再地神遊而去，離開呼吸和身體知覺，請記住這是頭腦的自然傾向，沒有理由將此標定爲錯誤、失敗，或「做得不對」。如同之前所提過的，當你發現注意力漂離身體知覺時，你可以這麼想：能夠覺察這個事實，代表你已經回來，並且意識到腦袋中所發生的事情。在這當下，溫和地記下腦袋裡所發生的事（「思考」、「計畫」、「回憶」）是有幫助的，再將注意力移回呼吸的知覺和身體整體的感覺。
5. 盡量在每一刻徐緩地留意整個身體所產生各種知覺的眞實樣貌，覺察任何湧現的愉快、不愉快或中性的感覺。
6. 隨著練習的時間愈久，你或許愈能體驗到在身體某一個或某幾個部位有特別強烈的知覺，可能是在背部、膝蓋或肩膀。這些強烈的知覺，特別是當它們感覺起來是不愉快或不舒服的時候，你會發現自己的注意力不斷地被拉走，而離開你正努力專注的呼吸及整個身體上。此時，不需要轉換姿勢，（當然，雖然你隨時可以這麼做），你可以簡短地探索，將注意力放在強烈知覺的部位，盡你所能地，以溫和、明智的注意力細細地探索這個知覺的型態——它們詳細的特質爲何；發生在哪一個確切的位置；它們是否因時間而變化，或在身體內從一個部位移動到另一個部位？這樣的探索是在知覺和感覺而不是經由思考的領域中進行的。再一次，盡你所能地向已經呈現的任何感覺開放，讓自己透過直接經驗來了解感覺。就像在身體掃瞄中，你可以把呼吸當成一種交通工具，承載、帶領覺察到任何感覺強烈的部位，吸一口氣到達那裡，吐氣的時候離開該部位。

7. 當你發現自己被強烈的身體知覺或任何原因帶走時，藉由重新聚焦到呼吸的律動，或身體整體的莊重和平衡坐立的感覺，盡你所能將自己連結到此時此刻，即使是處在此一強烈身體知覺的時刻當中。去注意有多少「痛苦」是由我們對這不舒服的想法創造出來的，特別是關於這痛苦還要持續多久的想法。

來決定下一刻要發生什麼事；覺察本身爲我們與內在經驗之間的關係增添了新的自由。

擴展呼吸過程的注意力

除了用內觀瑜伽的練習來將我們落實在身體裡面，我們也可以在其他方面深化覺察，以助於接收內在氣壓計的訊號。其中非常重要的一項練習，就是擴展在第四章練習過的內觀式呼吸，把身體的感覺整個涵蓋進來。你或許想在繼續往下讀之前先練習看看。當我們做這些練習的時候，記得對每一刻都盡可能地把心敞開來，直接感受身體的知覺和感受，就純粹只是知覺和感受。

當我們把自己交托給當下，並且放下了對未來和過去的所有想法，特別是那些情緒高漲的時刻，便可能對疼痛（不管是身體還是情緒上的）和痛苦經驗有新的洞見，同時也開啓了擁抱和瞭解這些負向經驗的可能性。

在冥想練習的過程中，即使是在身體或情緒緊張的那一瞬間，你都應該嘗試把這種態度放入動機和覺察當中。如果在某個時刻你所能承受的，就只是用一隻腳趾很快地探探水溫，而不是整個跳進水池裡，即使只是這麼做，也會是深刻的啓發和潛在的療癒。

瑪麗亞的故事

瑪麗亞在兩個孩子回來聚一聚之後，正在整理房子。她的孩子年紀約在二十五歲上下，因工作和求學已經離家幾年了，但他們的許多東西仍放在家裡面，就像是一種歡迎他們隨時回家的提醒。這個週末是歡慶瑪麗亞五十歲的派對，結束後第二天早晨，孩子們都趕去搭火車了；隨著他們消失在街角，吵雜聲與歡笑聲也跟著褪去。瑪麗亞很快也要出發去上班，但她想先洗一下衣服並打掃一間房。當她走進兒子的房間，一股難過與寂寞襲上心頭，她對自己說：「不！我不能這麼多愁善感；我要堅強，爲這種事感到難過多愚蠢啊。」這一刻一過，她抽起被單，拿起垃圾桶，然後下樓去。

這已經變成瑪麗亞處理任何棘手情緒的習慣方式，她便是如此處理生命中的許多壓力。這種策略在過去似乎有用，但現在它意味著她切斷了自己的感覺。她害怕去經驗任何情緒，免得自己會被淹沒。但她也開始覺得和自己以及自己所愛的事物是兩條「平行線」，並且總是感到有些與世隔絕，和他人互動時常忸怩不安，覺得情緒有點控制不住。最明顯的是，她發

吸氣

在坐姿的冥想裡，隨著呼吸來拓展注意力，並把身體當作一個整體來覺知，提供了許多機會來精鍊我們在上一章身體掃瞄中所介紹（第105頁）的「吸氣」技巧。當我們把大部分的注意力從身體整體移開來，在呼吸的背景下，**直接**專注在最強烈的身體知覺部位，這裡面有很多值得去探索。雖然我們的注意力會被強烈知覺的一般區域吸引（就像腦子會大喊著：「嘿，你看這個！」），避免任何負向經驗的習慣會製造出阻抗，阻止我們將覺察力**帶進**最強烈的身體知覺區域，也就是不舒服的核心部位。「吸氣」可以對治這種經驗性逃避，呼吸作爲承載的交通工具，把溫柔卻又敏銳的覺察力帶到強烈知覺的區域。我們感覺或想像呼吸在身體內移動；持續移動直到進入強烈知覺的核心部位，並將覺察帶進去。

如果這些知覺強烈到無法負荷，我們可以透過一個互補的練習來穩定注意力，那就是**與呼吸同在**。與呼吸同在就是把對強烈感覺的覺察與對呼吸的覺察放在一起，其在身體進出就像是背景。

現自己老是無故感到疲倦和精疲力竭。

某個程度而言，瑪麗亞覺得一旦自己開始哭，就沒有辦法停止了；她會爲了全世界而哭泣，爲了生命中所失去的人事物、錯誤的決定、失去的孩子以及未完成的抱負而哭。她感到尷尬和失望，這一切既丟臉又難以控制。進入危險、未知的情緒，是她多年以來避之唯恐不及的。

幾週前，瑪麗亞報名了我們的內觀訓練課程，她很享受身體掃瞄與瑜伽練習，但發現呼吸冥想對她來說相當困難。她的注意力不斷漫遊，所以一直無法安住在這個練習上，也不認爲這對自己會有什麼好處。

到了第四次課程，老師正在帶領

從專注呼吸開始的冥想，並且擴展呼吸的覺察範圍到身體整體的感覺。剛開始瑪麗亞無法察覺任何的身體知覺，然後她留意到有種不愉快的感覺：在胃的上方有種輕微的知覺，就在身體正中央胸腔下面。它並不強烈，也不痛，但它在那裡：那是一種空

與呼吸同在

不論是對身體或其他方面的經驗，覺察的領域往往不容易打開，因爲在生活中、頭腦裡和身體內，有太多的事情正在發生。或許除了熟睡以外，我們時時刻刻都被內在和外在的刺激砲轟著。在這樣的情況下，要如何把穩定的思緒及更大的覺察放在一起？其中一個方法就是利用一個明顯卻值得注意的事實：不論生活中經驗到什麼，總是（而且一直以來都是如此）與背景中的呼吸一起被經驗。這意味著，只是我們想要，就可以在覺察其他經驗的同時穿插呼吸的覺察。透過這麼做，我們在那一刻重新與穩定思緒的能力連結，而這樣的能力，正是先前打下內觀練習的基礎時——專注在呼吸的移動——所培養出來的。我們把這個練習叫做「與呼吸同在」。當專注在任何經驗的同時，加入背景的呼吸作爲覺察，讓我們可以穩定思緒，也可以更容易專注於任何時刻的實際經驗。

舉例來說，如果現在播放一段音樂，你可能會發現專心在音樂一段時間之後，思緒就會開始漫遊。你可以現在或稍後實驗看看，看你是否可以專注在音樂，也同時專注在進出身體的呼吸上。試著這樣做幾分鐘，或許也可以改變焦點，一開始只注意音樂，然後加入對呼吸的注意力。這需要多嘗試幾次以找到最舒服的方式，特別是需要一些時間，才能達到主要專注的音樂（前景）與呼吸的穩定影響（背景）之間的平衡。很多人發現這樣的努力相當值得，因爲它提供了一個多方面適用的方法，來穩定在複雜及困難情境下的頭腦。尤其在我們刻意要將覺察集中在感覺到的所有身體經驗時，通常會需要將注意力轉向，並且去面對強烈的身體知覺和不舒服的感覺，在這個時刻，與呼吸同在的練習會是無價的盟友與支柱。

虛的感覺，在邊緣的地方有點緊。專注在這個地方時，瑪麗亞覺得不太舒服，但有趣的是她以前從來沒有注意到。當她把覺察放在這些知覺上，她意識到兒子和女兒的影像，然後是他們的空房間。這個知覺過去了，在下課後，她第一次覺得被這股不愉快的感覺狀態所吸引，而不是感到害怕。

幾天後的現在，在孩子離去後空蕩蕩的房間，她清空垃圾桶，並上樓把它放回去。再一次地，她感到一股悲傷襲上心頭，但這一次她沒有把它趕走。她允許自己坐在床邊，仔細傾聽這股感覺在什麼地方影響著她的身體。她覺察到這個感覺就在胸腔下方，而且手臂和雙腿也覺得疲倦。她將這些知覺維持在覺察狀態，並且第一次能夠在這些知覺周圍留出一點空間，就好像空氣在四周包覆和流動著。她開始哭泣但不試著停下來，感到孤單卻不急著去否認，她氣自己也氣先生，但卻不認爲這樣的感覺是不對的。她發現自己在啜泣，但並未覺得這是失控或仍在控制之中——這跟控制的議題似乎無關。一、兩分鐘後之後她不哭了，安靜和靜止了一段時間，然後又是一些淚水，接著再一次平靜下來。她不知爲何感到平靜，雖然什麼都沒有改變，但她已經不再害怕。她站起身來，將垃圾桶放在房間角落，然後準備去上班。

對瑪麗亞而言，練習隨著呼吸擴展注意力，以涵蓋身體整體的感覺，這提供她一個方法來超越習慣性逃避，讓她願意去經驗發生在腦袋裡的事以及身體所傳達的訊息。有許多不同

覺察愉快或不愉快的經驗

要如何能夠更覺察我們的感覺（愉快、不愉快或中性的），還有每天生活中的身體知覺呢？你可以嘗試下列方式：

在接下來幾個小時裡，當你經驗到「愉快」或「不愉快」的經驗時，試著去留意那些時刻，不管它們有多短暫。你可以使用第298頁和第302頁的**愉快事件週曆與不愉快事件週曆**，記錄在那一刻實際發生了什麼事，特別注意每個事件中感覺、想法和身體知覺的交互作用。記錄你在每個情況下的實際經驗是非常有價值的。

的方法，可以去重新連結我們忽略或推開的那一部分自己。藉由體驗這一系列的內觀練習一段時間，我們最終可以找到自己獨特的方式，重新跟各種不同的情緒爲友，並向它們學習。在這樣的精神下，讓我們來看看另外兩個練習，它們可以幫助我們變得更內觀、更能接受那些有時難以理解的感覺。

下定決心去覺察任何時刻愉快或不愉快的感覺，需要我們能敏於感知自己內在實際發生的事，當然，這需要去**傾聽，也就是經驗性逃避的反義詞**。培養明確的意願，去覺察特定經驗中什麼是愉快及什麼是不愉快的，以及其在身體、心理及意識當中的感覺爲何，這不只可以幫助我們更能察覺經驗的眞實情況，也會開始反轉經驗性逃避的自動化習慣。

這正是山姆的體驗，在內觀訓練課程中，他花了一個禮拜在尋找每天生活中的愉快時刻。他的經驗性逃避是如此強烈，以至於只要不是正忙著某件事，他發現自己就會睡著，即使他並不是眞的感到身體疲倦。睡覺讓他得以從感覺世界中麻痺自己。在課程剛開始時，山姆顯得有些退縮和疏離。到了第三堂課，他有了一些改變：他變得活躍且投入，甚至會微笑。當成員被邀請報告他們在愉快事件週曆上的經驗，山姆描述了他是怎麼發現自己生活中的愉快事件，遠比他所想像來得更加豐富：熟人的一個微笑、水中樹的倒影。實際生活的型態並沒有改變，但山姆發現很多小小的快樂來源早就存在生活當中，只等待著被發掘。他所需要做的，就是刻意地注意聆聽那些唾手可得的東西。只有當他刻意地專注在周遭的世界，並且準備妥當要去經驗這些感受的時候，這個可及性才會展現出來。自然而然地，他變得快樂多了；但這不是這個練習的重點，山姆所發現的，是如何去承擔投入此時此刻、活得如其所是的風險，而不是因害怕它不知道會變成什麼而把它關掉。

明媚的田野

我看見太陽露出臉來
照亮了一小畝田地，
過了一會兒，我繼續我行我素
遺忘了它，殊不知它是價值連城的珍珠
那個藏有寶物的田地。現在我明瞭
我必須傾我所有
去擁有它。生命並不匆忙

到渺茫的未來，也不是渴望
想像的過去。它是閃避
就像摩西之於灌木叢被點燃的奇蹟
一抹明亮如青春那般短暫
但卻是等待著你的永恆

湯瑪斯，《詩集》（R. S. Thomas, *Collected Poems*）

身體氣壓計

如果你有氣壓計或曾經看過其他人使用，你就會知道要先輕拍一下玻璃，然後看看玻璃下面的指針怎麼移動。如果指針往上跑，表示氣壓升高，天氣可能會變好；如果指針向下降，表示可能會下雨。但這要根據季節而定，所以天氣預測是相當複雜的。

同樣地，在任何時刻，要知道事情是怎麼了，我們也可以用自己的身體來提供敏銳的訊息。你可以這麼做：

1. 找一個你覺得對壓力及困難反應相當敏感的身體部位——例如胸部或腹部，或兩者之間的某處。
2. 當確定了這個部位，它就是你的「身體氣壓計」，你可以在每天不同時刻傾聽它、習慣性地留意這個地方的知覺。當你感到壓力的時候，可能知覺到緊繃或不舒服。依困難的強度而定，這些知覺可能很強烈，也可能不怎麼強烈，而且會因為你的注意而改變。當你感到輕鬆或快樂時，也去傾聽它，你會發現全然不同的身體知覺。
3. 當你變得對讀身體氣壓計更加熟練之後，你會開始注意到一些微小的改變，這些改變提供你對每一刻的感覺更詳細、更早期的資訊，甚至早在你的大腦覺察到之前。
4. 每次傾聽身體氣壓計，當發現自己處在困難或不舒服的情境時，如果你願意，可以改做呼吸空間（breathing space，詳第九章）來幫助你停留在此時此刻。或者，你可以時時刻刻監測著身體氣壓計裡的知覺，如其所是地與它們同在……讓事情如其所是……盡量接受它如其所是……時時刻刻與你的經驗同在。

閱讀自己的氣壓計

我們同事崔西・巴特利（Trish Bartley）發展了一個練習，用來把對感覺的覺察帶到日常生活中，稱做「身體氣壓計」，她同意我們將指導語轉載如下。首先將注意力引導到身體一個廣泛的區域（像是軀幹），然後要求自己在這個區域當中，去辨識身體細微知覺的某個特定型態（身體知覺和對愉快／不愉快／中性的直覺感受之組合）。這些引導讓我們發現那些之前沒有注意到的資源，對許多人來說，這些資源對每天的生活提供了非常有用的導引和多樣性。

我們已經提了很多理由，說明爲什麼要花力氣與時間去培養對身體經驗更深、更廣的覺察力：它將我們與此時此刻連結；它減少經驗性逃避，並讓我們與生命更完整地連接起來；它讓我們減少自動化地處理身體知覺和感受；它中斷了會激起思考與判斷偏頗錯誤以及痛苦的惡性循環。

↙我們可以從不同的角度來培養對感覺的覺察：留心每一刻並且看有什麼感受升起，或留意一個特定的愉快或不愉快感覺，並注意與它一同出現的思想、其他感覺和知覺。

當情境引發了不愉快的感覺，或者緊縮的身體反應出不舒服，要辨識出這些狀況，重點在於我們可以學習用更有技巧的方式來**回應**。我們能否學會跟不快樂的感覺同在，而不會進一步讓自己陷入執念、無止盡的反覆思索，造成長久的痛苦和憂鬱？我們是否可以轉換與情緒的關係？在下一章，我們將來談談這些可能性。

【第七章】

與感受爲友

我們不該忘卻那古老的神話，那向人類昭示的最初神話——惡龍總是在最後一刻化身爲公主。也許我們生命中的所有惡龍都是公主，她等待我們，只有那麼一次，顯露出美好和勇氣。也許所有讓我們感到害怕的事物，在它最深的本質裡面，其實是無助，它們只是想要被我們所愛。

當一陣你從未經驗過的巨大哀傷從內心升起時，當疑慮和不安如光影掠過你的雙手和你的所有作爲時，無須害怕，你必須瞭解有件事正發生在你身上。生命並沒有忘記你，它把你捧在手裡，不會讓你跌落。爲什麼你要把不安、苦難和沮喪從生命中摒除？倘若如此，你便無從得知它將會爲你的內在帶來些什麼。

——賴內．馬利亞．里爾克，《給青年詩人的信》

（Rainer Maria Rilke, *Letters to a Young Poet*）

展開探險

當我們決定展開一段探險旅程時，我們已經明白途中勢必會充滿許多看似無法跨越的阻礙，就像那些登山者須經過好幾個月的訓練，他們明白眼前和緩的坡道，將帶領他們一步一步通往看似永遠無法到達的高峰。他們努力鑽研詳盡的地圖，直到連在睡夢中彷彿都能夠看見即將造訪之處的地形。然而再充分的準備，也無法完全消弭真實情境中的種種挑戰。每一個登山者都會面臨到看似無法跨越的障礙，正如同我們嘗試逆轉這個痛苦循環的過程中，也正面臨了這樣的關鍵時刻。

現在眼前的挑戰，來自於我們能否和自己不想要的情緒共處，而不要使它們變得更糟。這個想法聽起來很奇怪，這樣的嘗試也似乎不可能達成，因爲我們總是如此容易落入嫌惡反應以及行動模式中。然而，這種帶有意圖、可覺察的姿態，就像矛盾地去擁抱我們最害怕的事物，反而能帶來強大的解放。當然我們也會遭遇許多阻礙，包括我們的心智已經習慣用問題解決模式去面對那些困難的情緒，或者是對不愉快的經驗產生嫌惡反應，甚至是對那些極爲短暫的悲傷難過，反射性地做出自我懲罰的反應。就像登山者爲了登上「不可及」的高峰，他們必須不斷地使用在訓練階段所學到的各種技巧與知識，這本書的目標，正是爲了訓練我們現在所需要的各項技巧與知識，去面對這些最困難的情緒狀態所帶來的嚴峻挑戰。

在上一章，我們介紹了一系列的練習，能夠幫助我們去聆聽來自身體各種嫌惡或不愉快的訊號。過去我們或許已經非常熟練於逃避負向情緒，導致已經不再認識它們或者是那些發揮「逃亡車」功能的嫌惡反應。在這一章中，我們將進一步學習如何去**辨識、面對、接納**這些情緒，並且**與它們爲友**，如此一來，它們便不會輕易地啓動通往憂鬱的漩渦。

要與長久以來被我們視爲「敵人」的情緒爲友，看似違背自我保護的本能，但當它迎面來襲時，我們可以做什麼？直到目前爲止，我們的選擇往往是去對抗它，而當事情不如預期時，我們便感到苦惱。或許現在應該試著探索其他的策略了。

我們並非宣稱培養內觀來面對悲傷、低落情緒和憂鬱性反覆思索的傾向是容易的，然而它的確是可行的，並能使我們更接近最深、最好的自己。在這本書中提供了許多建議，能幫助我們更有技巧地連結負面情緒。但它終極的目標，卻是期待透過內觀的培養，使每一個人都能找到**自己的方法**，來轉換我們跟那些被視爲痛苦、困難且深具威脅的事物之間的關係。

透過使用這些之前所描述過的內觀練習，我們可以成功地逆轉自己拒絕困難與不愉快的慣性，把溫和開放的態度及興趣帶入棘手的事物當中，這一點對「接納」而言是很重要的。我們應該不斷地提醒自己這個簡單卻十分有用的眞理：**有意地讓某項事物停留在覺察之中，這個舉動意味著我們已經確信它是可以去面對、指認並且處理的**。事實上，它也是面對、指認以及處理的立即具體表現。

相信身體的覺察

這裡的關鍵，在於要打破不愉快的情緒經驗與緊接著出現的直覺嫌惡反應之間的連結，或者當我們已經落入嫌惡反應時，要能夠掙脫它的掌控。只有當我們能夠專注在身體知覺，以幫助我們辨識出嫌惡反應時，才能夠透過對身體的作用，對那些引發嫌惡反應的事件做出更有效的回應。透過身體來作用，可以讓困難的情緒停留足夠的時間，好讓我們能夠去探索它，即便是在那些最糟的情況下仍會奏效。我們應該將這重要的一點銘記在心，尤其是當所有的身體本能都在告訴我們要解決或立刻逃離這個困難時。

當不愉快的情緒升起時，大腦中負責偵測潛在威脅的系統會隨之啓動，如同大聲作響的警報器，使得我們的頭腦放下一切，優先去處理那些引發不愉快經驗的因素。我們可能會嘗試做一些活動像是看電視來讓自己分心，但警報器卻仍持續響個不停，憂慮也不斷地闖入我們的意識之中，無論打開或關掉電視，那些令人困擾的想法跟感受，遲早都會如氾濫的洪水再次席捲而來。

這就是所謂的關鍵時刻，假如我們可以轉身去面對那些令自己感到恐懼、困難或是沮喪的事物，而不是不斷地試圖使自己分心到無益的事物上，儘管看起來矛盾，事實上，我們仍然在做大腦想要我們做的事：優先處理這個問題，只是我們不再使用舊有的「行動」模式來注意它，而是去面對發生的當下——無論它是什麼，抑或它是如何——不是去**反抗**（reacting）它，而是去**回應**（responding）它。以一種**開放、寬廣且充滿關愛的態度**，關注在此刻感覺在**身體中呈現出來**的感受。如此，我們和大腦的警報系統將產生一種新的關係，它可以提供切實可行的方法，來取代原先停不下來的**思索**。

在此之前我們已經不僅一次看到，自己是如何不自覺地啓動行動模式來對抗那些難熬的情緒，而讓這些自動化思考主宰我們。這一連串的反應，可能起始於我們不斷憂慮那些可能造成錯誤或是讓事情惡化的因素，並且思考著可以做些什麼；接著我們開始挖掘過去的記憶，最後陷入無止盡的反覆思索中。由於這些反應在我們的內在氣壓計中，都是被標示成「不愉快的」，因此又會不自覺地啓動另一個嫌惡的循環。

然而現在有了另外一個可能性，我們學習如何判讀內在氣壓計，並且能夠覺察自己企圖要趕走不愉快，同時還能夠找出身體中那些隨之而來的不舒服感覺，像是肌肉的緊張和收縮，使得我們有機會利用這些身體的訊息，來打破反覆思索或憂鬱的漩渦。**我們可以信任自己將不舒服的感受狀態暫時留在覺察之中——這也包含覺察這些在身體裡的感覺如何**。藉由打開那一點點的呼吸空間——從偵測到「不愉快」經驗的剎那，到立即做出嫌惡反應之間，我們給予自己一個有力且珍貴的機會，去滋養和塑造我們的能力，得以看見發生了什麼並做出**回應**。讓我們進入存在於心靈之中的深沉智慧，一種不需要依賴思考的智慧，而能用轉換與釋放的方式去回應這些困難。以下是進行的方法：

一旦我們注意到一個不愉快的感受，盡可能地關注在**自己的身體如何感受它**，在那個當下，這麼做可以幫助我們建立起對呼吸的覺察與不愉快經驗之間的連結，也就是在第六章中所談到的「與呼吸同在」，讓呼吸與所發生的一切同在，可以讓我們穩定心緒。正如在第六章中所教導的，它擴展了我們對呼吸知覺的覺察，並且涵蓋那些身體所經驗到的其他相關知覺。這樣的練習還包含有意圖地將**呼吸**帶到任何感到痛苦或不舒服的區域，並且去探索它的「邊界」，以及任何強度的變化，容許自己只是簡單地將它放在覺察之中。在這一刻，我們便有機會去辨認身體中任何隱含著嫌惡徵兆的緊縮。透過將呼吸的覺察，與其他身體知覺的覺察連結在一起，使得呼吸成爲覺察移動的工具，就如同做身體掃描的時候一樣。既然這樣的覺察也可以停留在想法與感受上，那麼當它們出現的時候，我們的覺察也同樣可以辨認並涵容它們，不需要額外做任何事，覺察本身就已經足夠了。

我們可以透過上一章所介紹的內觀瑜伽，開始學習以這個全新的方式，去連結不愉快的身體知覺與感受。你可以閱讀下面的段落，接著先放下書本幾分鐘，然後，盡可能照著我們現在所描述的精神及方式去進行這些伸展。

推進身體知覺的邊界

當我們在進行內觀瑜伽的伸展練習時，幾乎無可避免地都會感覺到身體某些關鍵部位不舒服。這就是爲什麼這個練習會是一項有效的工具，它可以幫助我們學習如何用更多的接納、好奇、溫柔與仁慈，去靠近那些被我們視爲困難且不想要的時刻與經驗。除此之外，我們所學習到如何與身體的不舒服（即便是相當輕微的）共處的新技巧，也可以直接應用在面對不舒服的情緒，不管它們有多強烈。

想像我們將雙手高舉過頭，整個身體都向上伸展，然後我們的肩膀跟上臂開始感到不舒服。當感到任何不舒服時，一個可能的反應是立刻退縮（**逃避的選擇**），我們可能會馬上放下雙臂，然後將注意力移到身體的其他部位，或是乾脆開始神遊，讓注意力沒入思考或意象之中。另一個可能是咬緊牙關（**嚴酷的選擇**），告訴自己必須要去對抗逐漸增加的痛苦與不舒服，不要大驚小怪，好像這就是練習的目標。如此一來，我們可能會更加用力伸展肢體，結果身體變得麻木，而覺察同樣無法停留在正經驗到不舒服的身體區域。

然而，你還有第三種選擇，那就是「**內觀的選擇**」，它可以讓我們在立刻由不舒服的感覺中退縮，與強迫自己必須達到某種程度的忍耐兩者間，找到一個平衡。**內觀的選擇**讓我們以溫柔撫育的心，用伸展來擴展我們與不舒服之間的連結，盡可能將注意力帶到不舒服的部位，用呼吸承載著覺察來到這個區域。就如同做身體掃描一樣，帶著一種溫柔的好奇去探索那裡——身體的知覺與感受，它們的到來、離去以及轉變。直接去感覺它們，並且注意每一刻的強度變化。我們不需維持同一個姿勢直到感覺疼痛，而是在每一次的伸展或姿勢中，去經驗每個動作的極限，無須試圖去迫使或催促那些強烈的知覺，只要試著停留在那樣的經驗中。我們所要做的，就只是盡可能將注意力放置在那些知覺與感受上，注意這些知覺的物理性質，任何像是緊張、用力、灼熱、顫抖或搖晃的感覺。盡你所能讓**呼吸與這些知覺同在**，同時也容許那些關於這些感受代表什麼意義的想法，在我們的覺察中來去。

事實上，我們可以變化不同的伸展，就好像在與不同強度的身體知覺玩耍，在這樣的實驗中去探索那些不舒服感覺的邊界，以及我們所能接受的不適程度，探索身體是如何直接地回應這些細微的變化。這樣的方式使得我們能夠去調整身體不舒服的強度，並帶著溫柔與撫慰對待自己。在當中，我們學習如何用一種新的方式與正在發生的經驗建立連結，無須迫使自己去超越目前的極限。

身體就像一個絕佳的競技場，在當中我們可以直接看見嫌惡反應的威力，但同時也看見接納的覺察是如何發揮力量，將嫌惡反應終結。例如，當我們持續向上伸展手臂時，覺察到逐漸增加的不舒服，這時我們可以邀請自己簡要地掃描身體，看看是否能夠找到哪些部位的肌肉是緊張與收縮的，即便那些部位可能和舉起雙臂的動作沒有直接的關聯。我們最常感受到的可能是臉部的緊縮，像是下顎或是額頭，這些地方很明顯都不是舉手臂的動作會涉及的部位，那麼爲什麼它們會收縮呢？這其實顯示了我們對於不舒服的經驗產生了嫌惡反應。瞭解到這一點，我們就可以藉由呼吸將注意力帶到這些身體部位，吸氣時帶著溫柔、好奇而撫慰的關注，呼氣時則允許自己將任何想要抗拒或堅持的感覺都放掉，盡其所能地讓所有的緊張都隨著呼氣而釋放。如果我們能如此進行，臉部逐漸增加的自在和放鬆會直接給予我們回饋：在某種程度上，我們已經能夠透過內觀將自己從自動化的習慣中釋放，不再因對不舒服的嫌惡而產生緊張或緊繃。

內觀伸展提供了有效的訓練基礎，讓我們去探索一種反直覺的新方式來回應不舒服。同時它也提供了一個寶貴的方法，讓我們在陷入不快樂時，能夠不帶評價地轉換思考模式。例如，我們可以用一小段時間，把注意力放在身體動作與知覺上，以幫助心靈恢復澄澈。當我們心情惡劣的時候，可能會發現自己很難專注，這個時候如果能將覺察放在伴隨著伸展和扭動所產生的實際知覺上，然後與身體同在，這麼做將會有莫大的助益。而且這個溫柔地挑戰

↙臉部可以被當成一個「風向計」，用來偵測嫌惡反應的程度；臉部肌肉的逐漸放鬆，也可以作為內觀放鬆程度的指標。

身體的活動，也具有激發及振奮的效果，它能夠斷絕隨著不快樂加深而滋長的昏沉。事實上，當我們在做內觀瑜伽的時候，悲傷與焦慮是很難持續下去的。就像我們正在清掃身體（不管是字面上或隱喻上），實則也是在清掃我們的思緒。

透過靜坐冥想推進身體知覺的邊界

在第六章中，我們瞭解到在靜坐冥想時也許會遭遇一些不舒服，可能純粹是因爲時間太長，或是因爲雙腿盤坐在地板上，而感覺到單側或兩側的膝蓋、後背、頸部或是肩膀開始疼痛，而且隨著時間過去而愈來愈強烈，有時甚至相當劇烈。讓我們回想靜坐冥想的第一步，是將注意力放在呼吸本身的知覺上，然後再逐漸地擴展覺察的範圍；等到這樣的覺察漸趨穩定時，再將整個身體的感覺也納入覺察之中，或是去覺察任何會帶來強烈知覺的特定部位。就像內觀瑜伽一樣，這又是另一個機會，可以有效幫助我們發展探索身體知覺邊界的能力，然後和身體經驗爲友，帶著開放的心面對那些正在發生的經驗，甚至包括那些我們一開始感到強烈嫌惡的部分。如同在第六章所談到的，當我們的注意力重複地被不舒服的知覺所吸引時，可以將那些產生強烈不舒服的部位放入覺察中，並且在每一次的動作中如其所是地去經驗它們，即使一開始只能這麼做一下子。現在同樣溫柔地、富有感情地將界線與設限降到最低，然後進入並擁抱這些知覺本身，直到感覺自己在這一刻已經達到極限。接下來，讓我們有意識並帶著關懷地將注意力由這些部位移開，當感覺自己可以重新聚集我們的資源時，就可以再回到這些部位。我們可以有下列幾種做法：

- 其中一種可能的做法，是將注意力轉移到感覺強度較爲一般的部位；不要關注在強度最強的部位，而是強度稍弱的部位。
- 另一種可能的做法則是讓呼吸跟這些不舒服的感覺同在，讓我們對於這些強烈知覺的覺察，可以連結到對呼吸（位於背景）的覺察。
- 倘若這個強度變得愈來愈無法抵擋，我們也可以將注意力完全轉移到自己的呼吸上。
- 假如在靜坐冥想的練習中，感覺變得過於強烈，我們可以選擇有意圖地移動身體或是轉換姿勢，這是一種仁慈且富有智慧的舉動，而非代表失敗。同時我們也可以察覺到自己姿勢的轉換，因此無論如何去回應身體知覺的強度，我們的覺察都是一個連續的歷程。

➘從試著去忽視或抹消身體的不舒服，到帶著友善的好奇去注意它，這樣的提升讓我們可以轉換自身的經驗。

這裡的重點在於這個練習本身讓我們有機會發現不同的方式，去和內在經驗維持關係，即使是那些不愉快和困難的經驗。它並不是要我們一次將自己完全投入，而比較像是先將大腳趾放入水中測試溫度。

我們在這裡學習到覺察的力量，它可以容許發生的一切，我們無須將它推開或是試圖逃離，而是用這樣的方式去面對任何身體或情緒上的強烈痛苦。我們發現可以藉由擁抱覺察中所感受到的一切，並且與這些感受爲友來照顧自己。如此的覺察本身便對我們內在發生的一切充滿了仁慈、溫柔的開放和興趣。

安東尼的故事

安東尼的經驗可以說明培養內觀時可能帶來的轉變。他來上內觀的課程，是因爲他老是覺得緊張不安，然而要他專注在身體上，更使得他意識到自己的不舒服。一開始安東尼完全無法和自己身體的緊張感覺同在，而是不斷地期許事情會有所改變，這反而讓他相當挫折，因爲當他試著冥想的時候，他的感覺並沒有變得比較好。有一天，當安東尼在森林裡漫步，他的狗誤觸了一個黃蜂窩，當他拉著小狗逃離之後，他發現自己的腿上有好幾隻黃蜂，並且被螫了好幾個包，因此他必須趕快回家擦藥。一、兩天之後，被螫的地方已經不痛了，卻變得很癢，安東尼被告誡不能去抓，但他實在很難忍受，因爲癢的感覺實在太強烈了。他決定實驗看看將覺察帶到這個不舒服的感覺上，「將呼吸帶到那裡」，以便更貼近地去觀察它。結果他發現癢並非單一的感覺，而是有很多種感覺，這一堆感覺每一刻都在改變，其中某些感覺的轉變很迅速，但有些則很緩慢。

之後，安東尼開始將他在這次事件中學得的技巧，運用在處理和情緒直接相關的不舒服上。當他的身體感覺緊張時，他並沒有覺得厭煩或是試圖忽略它。他現在已經能夠讓自己停留在這個張力裡面，讓呼吸與它同在、接近它，並且與相關的知覺產生親密的接觸。他發現自己變得更能帶著慈悲來對待身體，同時也更接納自己。

安東尼在當中學習到逃避（讓自己遠離經驗）與面對困難經驗（對經驗開放）的差別，這個差別是非常微妙的，卻能讓他得到很大的解脫。這種自由來自於當我們將逃避轉變爲開放，意味著將大腦的運作模式從逃避系統轉換爲趨近系統。就像迷宮中的老鼠那個實驗，這個新的模式可以讓我們的反應更具彈性。

我們可以從身體反應感覺到自己開始變得緊張，或是在預期威脅即將發生時，我們會變得防衛，這些都是大腦正要轉換成**逃避**模式的指標。內觀可以幫助我們用**趨近**的方式，像是

➘現在，我們要建立對身體的信任以及關照自己的能力。

好奇、慈悲、友善的態度去回應，並平衡大腦的傾向，將**逃避**模式轉換爲「歡迎」模式。內觀的覺察以及學習與不愉快的感受同在，並非要求我們在面對困難時試圖去追求快樂——那只會讓我們又固著在另一個目標上。相反地，就像我們正浸潤在困難的情境裡，即便對它產生了嫌惡反應，仍懷持著開放、慈悲和接納的覺察，彷彿一個母親擁抱著受苦的孩子。除了**身體**上的不舒服之外，我們也可以用這樣的態度去對待**情緒**上的不舒服。

轉換困難的情緒

不愉快的情緒難免會伴隨著身體的知覺與感覺，假如我們溫柔地將注意力集中在這些產生強烈知覺與不舒服的部位，就可以同時帶來立即與長期的效果。我們可以即時阻斷心中那些沒有用的逃避傾向，同時也能夠阻絕在身體知覺、感受與想法之間的自動化連結，避免滯留在惡性循環及情緒的漩渦裡面。就長期而言，我們則發展了更多能夠與不舒服經驗建立關係的技巧。我們不再視它們爲「深具威脅的不良事物」，因爲這樣的觀點會啓動逃避模式，並導致我們陷在痛苦的泥淖中。相反地，我們試著去看清楚這不愉快的經驗到底是什麼：是路過的想像事件，這些事件是一堆知覺、感受與想法的匯聚。盡我們所能地用關心與好奇去迎接它們，而不是帶著不安、憎惡或者恐懼。既然它們已經在這裡了，何不歡迎它們的到來？

在以內觀爲基礎的認知療法課程中，我們設計了一項特殊的練習，是去探察那些在情緒層面相當具挑戰性的情境脈絡。這項練習幫助我們探索並培養出更多反應的技巧，以應用在這些關鍵時刻。一開始，我們可以先在心中想著一個困難的情景，然後透過身體與它同在，將覺察與呼吸帶到這個困難上，並去探索一個它可能存在的更廣泛範圍。這個練習的指導語如下，建議你在開始之前，先專注在呼吸與身體裡幾分鐘，之後再跟著指導語進入練習。

亞曼達的故事

亞曼達是我們課程的成員之一，她在剛開始做這個練習時遭遇很大的困難。當我們要求她在心中回想一個困難的情境時，她第一個反應是「我不確定我是不是可以做得到，我什麼都想不起來」。她很擔心會搞砸這個練習，但突然間她想到了一些事和兒子有關的事。

「他最近眞的讓我們很不好過——成天在外面跟一些我們無法信任的人閒晃。兩個月前，我們之間出了個大狀況，還驚動了警察。每當這些事出現在我心中，我就知道接下來很難把它們趕走。我試著完全不要去想它，但每次還是會想到。我在想**我到底哪裡出了問題？**」

亞曼達相信她無法將這個難題趕出心裡，因爲她過去的經驗都是「失敗」收場，而她現在正評斷且責怪自己，質疑自己到底做了什麼而造成這樣的困境。我們可以注意到這樣的情境，立刻啓動了我們稱之爲「反覆思索」的思考模式。

接下來的指導語是要把注意力放在身體的知覺與感受上，這對她而言也很困難。起初，她彷彿連呼吸都完全停止了，然後她發現身體大部分的部位都非常緊張。在平常她可能會努力讓自己去想一些其他的事，例如讓自己分心，或是正向思考。但在這裡，我們邀請她嘗試把注意力和呼吸帶到那些令她感覺最緊張的身體部位。瞭解到自己在此刻是如此地緊張，亞曼達決心擴展她的注意力，擴及到整個身體，同時利用呼吸將覺察帶進了那些緊張與收縮最強烈的地方。

邀請困難入內，並透過身體與其共處

先靜坐幾分鐘，專注在呼吸時的種種知覺，然後將覺察延伸到全身（請見「靜坐冥想：呼吸與身體的內觀」，第168-169頁）。
當你準備好了，試試看你是否能夠將某個生活中的困境帶入心識中，不見得是要非常重要或是緊急的，但必須是會令你察覺到不愉快或是你尚未解決的事物，也許是一個誤會或是一次爭執，或某個令你感到生氣、後悔的情境，又或者是對某件事感到內疚。假如你真的想不起來，那麼也可以回想過去曾經發生過的不愉快，最近的或是很久之前的都可以。

一旦你可以專注在某個令你憂慮的想法或是情境——某些掛慮或強烈的感覺，接著花一些時間去傾聽這個困難所引起的任何身體知覺，看看你是否能夠向內去注意、面對和細察在身體裡所產生的感覺，並對這些身體知覺變得覺察，然後用擁抱和歡迎的姿態，將注意焦點導向身體知覺最強烈的區域。這樣的姿態包括了在吸氣時將呼吸帶入那個身體部位，在吐氣時則將呼吸帶離那個區域，探索這樣的知覺，觀察它們的強度如何在這一刻和下一刻間上下轉變。

等到你的注意力能夠安頓在身體知覺上，同時讓這些可能不愉快的知覺在覺察中清晰呈現時，你可以試著讓自己對這些經驗有更深的接納與開放，試著不斷地對自己說：「沒事的，無論它是什麼，它已經在這裡了，就讓我接受它。」然後就只要停留在對這些身體知覺、對和它們的關係的覺察裡。讓它們與呼吸同在、接納它們、隨它們去，容許它們可以如其所是。重複這樣告訴自己或許也會有一些幫助：「它正在這裡，無論它是什麼，它已然在這裡，就讓我接受它。」柔和而開放地對待你所覺察到的知覺，放下任何緊張與緊繃，在每一次吐氣的時候，對自己說「放鬆」或是「打開」。記得當你告訴自己「它已經在這裡」或是「沒事的」，並不是在對原先的情境做評斷，也不是在告訴自己一切都很好，而是要幫助你覺察在此時此刻可以對身體知覺保持開放。假如你願意，也可以練習將身體知覺以及吸氣、吐氣的感覺都放入覺察之中，就像呼吸一直伴隨著知覺同在。

當你察覺到身體的知覺已經不再那麼強烈拉住你的注意力時，可以試著將注意力百分之百地移回呼吸上，繼續以其作爲注意力的焦點。

假如在接下來的幾分鐘內，都沒有任何強烈的身體知覺產生，那麼你也可以自由地試著對任何你注意到的身體知覺進行練習，即使它們可能沒有蘊藏某些特定的情緒。

接著某些意想不到的事情發生了，她突然意識到，事實上她是可以給這些感受一些空間的。「就好像突然間有了一個大空間，空氣可以自由進出，」她說，「你知道的，就像有時候我們剛度假回來，結果發現房子有一點發霉的味道，我們不是會打開門窗讓空氣流通嗎？就像那樣的狀況，打開門窗、拉開窗簾，空氣自然就可以進出。而且這眞的很奇妙，跟我兒子有關的壓力還是一樣在那裡，但我心裡想的是：**噢，你還是在那裡，但沒有關係——就好像是微風拂過，不會有事的。**」

這個意想不到的變化，看起來似乎是亞曼達已經能夠好好地看待她的困難，雖然她的身體感覺還是有一點緊繃，但這個緊繃的部位似乎已經縮小許多，而呼吸能夠在其周圍移動。

亞曼達的經驗說明了要處理困難的感受或記憶，的確只要去瞭解它們、容許它們的存在，而不要試著驅離它們。我們可能很容易就認爲冥想是一種奇妙的方法，可以讓我們擺脫令人恐懼的心理狀態，然而必須謹記在心的是，內觀並不是教我們試圖去逃脫任何事，也不是「不要有」某些感覺。之所以要培養對情緒狀態的內觀，其背後的意義在於學習如何與自己的情緒連結，而且是用一種不會使我們困在痛苦裡的方式。有一個方法可以知道我們是不是在正確的歷程上：當我們讓這些感受停留在覺察中時，會有一種內在的空間感。在這一刻那些感受仍然在那裡，就如同亞曼達所經驗到的，然而它們並不會佔據心靈的全部空間，而是被更寬廣的覺察所看見和容納，一種敏銳而開放的覺察。而有趣的是——這是你自己可以去探索和玩味的——覺察本身並不是處於痛苦、不快樂或在任何方面陷入困境。

亞曼達對於自己如何面對困境經驗的描述，可以提供我們很多啓示。「一開始，它就像是一大塊堅硬的岩石，非常巨大，它是如此堅硬，以至於你根本無法攻破它。但後來它卻變小了，它還是一塊石頭，但比較小。我心裡想這眞的是太好了，因爲我過去一直試著把這個問題推開，或者比較像是坐在上面，把它壓在底下，不要讓它浮現。我從來不曾容許它存在，認爲如果這樣，我一定會無法承受。因此我的自然反應是感到很緊張，然後試著將它推開，不要去面對它。」

亞曼達發現如果容許某件事物如其所是地存在，將會獲得一種轉化的力量。就像我們在第六章迷宮中的老鼠這項實驗中所發現的，雖然是同樣的行動，但一個是爲了逃離害怕的事物，另一個則是爲了趨近正向的事物，兩者卻造成非常不同的結果。

梅格的故事

如同前面所提到的，這項練習的重點在於它可以提供機會，讓我們探索並發展更有效的方式，來回應不愉快的感覺與情緒。而這些在高度控制下的正式學習情境（像是我們的治療課程或是冥想練習）所發展的技巧，能應用在我們眞正需要的時候：在日常生活中，有時候甚至會產生相當戲劇性的效果。以下是梅格的發現：

「我昨天醒來時感到非常生氣，極度憤怒，而且很清楚知道原因。前天我和我的督導有一次會面（我正在修一門夜間部的課程，所有學員都必須完成一個計畫），她已經答應在會面之前，要幫我看看我寫的計畫草稿，這樣在碰面時就可以給我一些回饋。因爲繳交期限已經快

↙有意圖地將注意力帶到困境上，如果背後的目的是希望這麼做可以擺脫它，那可能會使我們更深陷其中。

要到了，而且我又有很多其他事要忙，所以我很需要她的建議，這樣我才能夠趁著假日趕緊把計畫完成。當我抵達那裡的時候，她跟我道歉，表示她還沒看完，盡說些她找不出時間、之前都不在的理由。她只給了我一些籠統的建議，告訴我該怎麼改寫，然後說我可以做得很好，這次的會面就結束了，而我當時也覺得沒有什麼問題。我決定第二天早晨再來改寫，然後就去睡了，這是發生在前天的事。」

但是跟她見面後的隔天早晨，我醒來的時候覺得很痛苦，各種憤怒的想法開始充斥在腦海中：**她早就知道草稿什麼時候會送到；她根本一點都不在意，有可能她其實並不想指導我。好吧，假如這眞的是她的想法，那我要退出這個課程，我不想再去上課了。我會留下一張紙條告訴她我不會再回來上課了，然後她就會因此感到抱歉。**我告訴自己這樣的想法眞的很蠢，是我自己反應過度。但是正當我覺得自己已經比較冷靜的時候，另一個生氣的想法又出現了，不然就是我不斷幻想她打開紙條時的情景，或者我大步離開課堂的樣子。

我猜我在那邊躺了大概有五分鐘的時間，就只是不斷地生氣。然後，我突然想起我們曾經學過當陷入這種自我對話時，我們可以怎麼做：關於如何從想法當中移開，然後將覺察轉移到身體是如何去感覺這些想法與情緒。於是我將注意力移到我的身體上，很清楚地感覺到我的胸口跟胃很緊繃。我平躺在床上，只是將覺察放在身體裡正在發生的這些感覺上；片刻之後，這些身體知覺還有相關的憤怒都消失了。就這樣，一瞬間，眞是難以置信；就像是一個肥皂泡泡，我才一碰——它就消失了。

我起床，走到書桌前，打開我的電腦，然後繼續改寫我的計畫。雖然後來我還是不時想到她並沒有看我的草稿這件事，但是它對我已經不再有那麼大的影響。」

這個過程聽起來似乎非常神奇，事實上，許多參加以內觀為基礎的訓練課程的成員，有時也會形容他們的經驗像是**奇蹟**，像梅格就是一個例子。一旦內觀的能力被建立，我們就愈來愈能夠觀察自己的想法與情緒，就像是一鍋滾水裡不停冒出的泡泡一般，而我們只是看著它們升到了水面之後破掉。有時候我們會覺得好像是覺察觸碰到這些想法或是情緒，而使得它們「啵」地一聲地消失了，就像梅格所說的肥皂泡泡。這一點就像是西藏人所談到的，想法會在純然覺察的境界中「自我釋放」（self-liberate）。

梅格的經驗說明了當經驗到困難或是不想要的情緒時，我們可以有意識地將充滿仁慈與容許的覺察，帶到這些感覺與情緒所在的身體部位上，透過這樣的方式來轉換經驗。此外，我們再一次看見了，透過在關鍵時刻與身體同在，可以培養我們的覺察，也就是當情緒反應一在身體出現跡象時，就能夠將覺察帶到那裡。這樣的覺察可以避免我們陷入持續的痛苦與憂鬱之中，它提供了一個與不愉快情緒相處的方式，不需要對抗它，而能擁有充分體驗生活的可能性，即便是在我們面臨困難挑戰之時亦然。

踏上誠實與開放之路

直到目前為止，我們已經清楚了解，透過身體來面對自己的困難，並非只是嚴肅地想著這個困難是多麼可怕。當我們處在嚴禁不去想或是不斷去想的情形下，都很難進行內觀的練習。無論是安東尼、亞曼達或是梅格，都是因為有勇氣用一種好奇與慈悲的心，去充分覺察他們的經驗，才使得他們與困難情緒之間的關係產生了戲劇性的轉變。

過去他們身體上所感覺到的緊張，其實都是為了保護自己不被這些困難的感覺所淹沒，但這反而凍結了正常的情緒表露和解決的歷程。嫌惡和逃避反應以及那些相伴而生的緊張感覺，都會使我們無法跨越舊有的創傷和自我批評的舊習。

在面對困難時，要無條件地關掉那些習慣或本能的防衛，這樣的信心必然是需要花費一些時間建立的，特別是那些在嚴重創傷後倖存的人，他們通常需要一個受到高度保護與支持的治療環境，才可能有效地達到這樣的目標。我們每一個人在探索痛苦與困難的邊界時，都應該選擇屬於自己的步調，特別是當過程可能涉及某些痛苦回憶時更應如此。畢竟要面對這些情緒，並且願意去經驗它們，是一件需要相當大勇氣的事，或者也可以說是一件看似瘋狂的事，因為這完全違背我們想要自我保護的常理與本能。然而，想要從心靈的慣性反應中得到釋放，我們就別無選擇——誠實與真誠的開放，或許是最終唯一通往療癒與解脫的路。其他的方式不是不夠深入，就是不夠眞誠。

這種完全接納的態度，在十三世紀的蘇菲派詩人魯米（Rumi）的〈賓客之屋〉（The Guest House）這首詩中，簡單卻深刻地表露無遺：

生而爲人就像一間賓客之屋。
每個早晨都有新的旅客光臨。

歡愉、沮喪、卑鄙，
某些時刻的覺醒到來，
就像意料之外的訪客。

歡迎並且禮遇他們！
即使是一大片的悲傷，
暴烈地掃過你的房屋，
傢俱無一倖免，
仍然要善待每一個客人。

因爲他有可能爲你除舊布新
帶來新的喜悅。

不管來者是歹念、羞慚還是怨懟，
你都當站在門口，笑臉相迎，
邀請他們入內。

對任何來客都要心存感念，
因爲他們每一個，
都是上天派來的嚮導。

我們可以將每一刻更寬廣的覺察，帶到過去的創傷或是現在的痛苦和困難中，這麼做的好處，在於它爲心智以及身體開啓了新的可能性。它說著：「讓我們再次經歷，讓我們容許這個困難停駐這裡——而我將會和它一同在這裡度過每一刻，彷彿它是一個生病的孩子，需要在午夜裡被溫柔且安穩地抱在懷中。」

在內觀練習中，仁慈和溫柔的精神與冒險和發現的精神是相互結合的：「讓我們看看這一刻發生了什麼事——以及這一刻——然後這一刻。」這意謂我們只關注這一刻的問題——它們在這一刻或許甚至不成問題，而不是把下個禮拜、明年甚至是往後生命中所要面對的問題，都堆疊起來放在一起，也就是又反射性地落入行動模式中。假如我們的想法使我們相信生命永遠會是如此（「**我就是這樣**」），那麼這些啓動痛苦、緊張或是難過的事物，就會把我們帶往更大的苦難。但是，如果我們就只是爲了這一刻，並且**進入**這一刻，與**這些**想法、感受以及身體知覺同在，下一刻我們的心智模式將會有所改變，而在下一刻又會再改變，這些事情將有機會以不同的方式顯露。然而，永遠都要關注於現在，所以正如同「賓客之屋」詩中象徵的，永遠都是「可行」的。

與困難情緒同在所獲得的智慧

停止評價並且轉換對於困難情緒的知覺，對我們將產生莫大的助益。不愉快的情緒與愉

➘完全的接納可以使我們在面對痛苦經驗的過程中，也不至於變得愈趨狹隘或弱勢；它邀請我們去充分體驗生命的豐富性，即便事情是處在最糟糕的時刻。

快的情緒，同樣都是由一群不斷變動的身體知覺、想法和感受所組成的，它們似乎也有著自己的生命，但可以在覺察中被我們察見和擁抱。與我們的情緒達成協議，意指我們能夠更深入地了解它們。無論是療癒或是我們對自己所展現出的療癒態度，其核心在於能溫柔、仁慈地接納在這些困難中所發現的一切。這些發現可能是很驚人的，我們或許發現恐懼不斷地浮現到覺察中，但卻完全無法意識到自己在害怕些什麼；又或者我們可能第一次體察到一種深沉而痛苦的空虛感；可能有一種隱約的疼痛不斷跟著我們，時而衰退，時而洶湧，時而增加，時而減少，其中也夾雜了許多疼痛之外的其他感覺。我們只需在此刻了解並全然接受這些感覺都是我們的一部分，如此就可以使心智免於啓動那個會導致我們苦思如何擺脫這些感覺的「嫌惡開關」。

把焦點純粹放在這些困難經驗的身體面向上，可以催化在知覺上的重要轉換，同時也可以幫助我們更熟悉自己有哪些特定、不同的身體知覺型態，是象徵嫌惡反應的訊號。學習去認識這些知覺型態，能夠幫助我們更快地指認它們。當我們能夠看見那些獨特的模式如何反覆在生命中出現，會讓我們更瞭解困難的情緒既不是問題，也不是威脅……而嫌惡也只是一種舊有的習慣而已。到最後，我們甚至會知道它就只是一個經常造訪的熟客而已，你可以對它說：「喔，你又出現了。」透過一再地看見這個訪客對我們造成的影響，我們會開始愈來愈清楚，無論是對我們或是對任何人而言，這樣的造訪都沒有任何好處。同時它們也不如我們有時候所想像的那麼有力量，儘管它們的確能挾帶種種痛苦。這個體認可以幫助我們更輕易脫離嫌惡反應對我們的箝制。

上述的體認也會影響我們對痛苦的經驗。當開始練習內觀的覺察之後，是否還會繼續處在痛苦中，其實是難以斷言的。我們無法預知下一刻即將發生的事，除非那一刻到來。可以確定的是，如果能夠在痛苦出現的時候，用一種開放的態度去擁抱它，如同魯米所說的，那麼那些痛苦也會變得較能容忍。這意謂著或許痛苦仍在，但可能不再那麼令人受苦。

透過將內觀的覺察帶到經驗中發生的一切，我們並不需要去改變跌到谷底的身體知覺。但當我們有機會更正確且精準地看見發生了什麼，就有力量去做選擇。我們可以決定和舊有的心理習慣有不同的關係，也可以決定懷著覺察而對所有傷心或難過的想法與感受敞開，就像「賓客之屋」中所建議的，或是臣服於我們的慣性，然後選擇退縮或逃避。

舊有的習慣會試圖說服我們：逃避困難是必要的，然而這並非事實，的確有不同的選擇。我們可以從那些壓制或是阻礙自己的事物中掙脫，一旦學會了如何去看，走出心中那個用不滿建造而成的監牢，我們將會發現，自己的世界其實擁有超乎想像的可能性。

➘逃避困難是一種不易抵抗的舊習慣，但仍有其他的選擇。

【第八章】

將想法視爲心智的產物

請想像你現在是十二歲，正在學校裡。一整天都很沉悶無聊，但是當你突然記起今天是星期四，頓時你變得生氣勃勃起來，因爲爸爸答應在放學時要來接你，並且帶你去買新的球鞋。爸媽已經離婚七個月了，而你非常想念爸爸，因此相當期待這一次的購物行。

放學後，你沒有和其他孩子一起等待巴士，而是在學校的大樓內待了一會兒，然後到路上遛達了一下。爸爸還沒出現；但沒有關係，他一定是耽擱了，他從來不會爽約的。然後，十分鐘、十五分鐘過去了，你看到學校的老師們陸續開車離開，其中一位老師還停下來關心你，而你說「沒問題」。然而半個小時之後，天色開始變暗，所有的校車老早就離開了。

這時候你開始擔心爸爸的行蹤，他會不會發生了車禍？還是他忘記你了？一定不會的，你眞希望有自己的手機，那就可以打電話給他。你想起以前也有過幾次覺得自己很孤單的經驗，你開始覺得自己很悲慘，不明白哪裡出了問題。學校也不好，你也不像其他孩子一樣有一個好朋友。

你想要試著讓自己高興起來，晚上有些什麼電視節目呢？但是沒有用，你最喜歡的節目在昨天星期一晚上就播過了。星期一？所以今天不是星期四！原來你搞錯日子了，你雖然覺得自己很蠢，但同時鬆了一口氣，而且很開心。於是你回到學校，詢問警衛你是否可以打電話給你的媽媽。

當你閱讀上一段的情景並想像你是那個小孩時，感覺如何呢？你心裡想到什麼？首先，你可能會留意到當你想像自己是小孩子時，隨著在不同的時間點思考和想像爸爸所發生的事，你的感覺會隨之改變。其次，感覺也會因這件事使你想起了平常生活中的哪些事而有所不同。在這個情節中，我們很容易可以看到起初由一個事件引起的想法，會接續引發其他想法跟感受。例如，因爲被父親留下而覺得孤單的感受，會引發這個孩子想起自己似乎不像其他孩子，有許多親近的朋友——對大多數人來說，這種感受可能會持續到成年。

這個故事的轉折點，發生在當這個孩子突然發現自己把日子搞混了。發現今天不是星期四的這個新訊息，徹底地改變他如何看待這個情境，而隨著觀點改變，情緒也跟著改變了。

雖然這只是一個小故事，但我們都可以回想起一些在自己發生過的誤會，就像發生在這個孩子身上的事一樣。但經常只有在這類情況下，我們才會看見自己的情緒是如何受到我們對情境的**解釋**所影響，大多數時候我們都不會去和現實核對。

這裡所提到的心理運作並沒有特別神祕之處，我們的心智會創造故事，而這些故事會去對照我們所看見的事實。一旦故事被創造出來了，就很難再被拆解。這樣的故事對我們的情緒與感受有相當大的影響，它會按下情緒開關，即便故事可能全部或大部分都是由我們虛構，並沒有太多事實的根據。然而這個孩子所經驗到的一切感受——對父親的擔憂、被遺棄的感覺、孤單的感受——是由一件從未發生的事情所引發，這個孩子只是**想到**他的父親沒有前來赴約。

➘我們總是不斷在對自己解釋這個世界，而且往往是對這個解釋做出情緒反應，而非對事實做出反應。

一個世紀之前，西格蒙特．佛洛伊德（Sigmund Freud）提出了以下廣爲人知的主張：每個人都擁有無意識，它深深埋藏在覺察之下，以一種相當複雜、難以揭露與理解的方式，驅動著我們的行爲。主流的學院派心理學者拒斥這樣的觀念，認爲它是無法證實的，他們將注意力擺在可觀察的行爲上（此即「行爲主義」運動）。這項對佛洛伊德的反動，在一九六〇年代晚期和一九七〇年代最爲劇烈。後來行爲主義取向的心理治療者開始認眞地關注病人的內在世界：諸如主觀領域內的思想、記憶、觀念、預期和計畫。他們同時提出了引人注目的發現：大多數主宰人類情緒與行爲的，並非來自深層的無意識，而是僅被包覆在覺察的表面下。不但如此，這個豐富的內在世界，包括動機、期望、詮釋，甚至故事的情節，只要我們敢勇於面對，就可以接近這些內容。我們可以更加覺察「意識流」（stream of consciousness）是怎麼在每一刻進入我們的腦袋，它經常以一種實況報導的方式出現。假如它對我們可能是有害的，並不是因爲它深埋在腦海裡，而是因爲我們幾乎不去注意它。我們已經太習慣它的喃喃低語，以至於根本沒有發現它的存在，然而，它卻影響著我們的生活。

一旦我們對某個特殊情境做出反應，就鮮少回頭去檢查我們的解讀是否正確。當然，一個父親忘記去接小孩是極有可能發生的事，但是大部分時候我們的大腦不會同時去考慮多種可能的選擇；我們的第一印象非常容易做出反應，且通常會被視爲對現實的正確判讀——認爲事情**的確就是**這個樣子。

在學校等候的小孩這個例子，以及在第一章裡要求你去想像你的朋友走過街道，卻沒有認出你的情節，都是在告訴我們：即使只是在情緒和想法上的小小差異，就可以決定我們對一件事的整個觀感。這些情緒和想法上的小小轉變足以結束糾結的思緒，不用再創造更多的感受來捲入情緒的漩渦，也不需要繼續反覆思索，試圖去追問那永遠也無法得到的答案。因此，我們創造了一個故事——「關於我的劇本」，它可能會將我們一步一步帶離當下，遠離事物原本的樣貌。一旦這個捏造的腳本被鑲嵌在腦中，我們很可能會不自覺地依賴它，作爲現在或未來判斷事物的參考點，而不會和當下的情形核對。假如沒有體認到這一點，我們的想法就會變成像是刻在石頭上的字，而不是寫在水上的字。

將想法視爲只是想法

就像我們在第一、二章中所看見的，我們的想法會影響感受和身體知覺，同時想法也會被感受和身體知覺所影響。但是無論這些想法所帶來的感受有多麼強烈，也不會因此讓它們變成眞的。

如我們所見，在內觀爲基礎的療程中有一項非常有效的策略，可以幫助我們重新獲得心靈的平衡，那就是去注意身體中感受的直接經驗。就想法本身來說，透過內觀，我們能和想法建立一種不同的全新關係，就只是容許想法存在，而不要去分析它們、試圖找出其來源，或是想盡辦法要擺脫它們。在覺察中，我們可以立即看出想法原來的面貌：一種心靈的建構與神祕創作，而想像事件不必然會如實反映出眞實。我們將能體認到想法並不等於事實，它們並非眞的「屬於我」，或者就是「我」。

培養內觀的時候，假如可以將「我永遠都會這麼覺得」這樣的想法，視爲只是一個想法，那我們就立即剝奪了它可能令我們沮喪的力量，再也無法迫使我們落入那個不斷試圖避開恐懼（雖然完全是想像的）情境的狀態。內觀練習使我們更清楚看見想法與感受間的連結，然而我們的功課不只是要對想法有更多的覺察，而是要在心智的同在模式中，用一種不同的方式去覺察它們，與它們建立關係。在同在模式中，我們會更清楚看見哪些想法是有益的，而哪些想法只是無止盡地在發送憂鬱的「傳單」。

假如到現在你一直都持續練習著之前所介紹的冥想，那麼你和你的想法之間的關係很可能已經開始轉換。也許偶然間你發現自己又跌入慣有的悲觀推論或假設中，像是「她在試圖

想法並不是事實，這個瞭解對我們所有人都非常重要。

我們所建構的自我故事，很快會成為對未來根深蒂固的參照點——無論它們跟當下的現實差距有多遠。

詆毀我，要讓我看來像個傻瓜」、「我永遠都無法完成這個工作」、「我總是說一些蠢話」，現在卻可以用不同的方式（甚至是微笑）去回應這些想法。也許你不再那麼快地因這些想法而開始擔憂。或者就像是第七章裡的梅格一樣，也許你想到一些事，在過去這會立刻引發你心情混亂，而不是讓你更有活力，但現在，你已經可以讓這個想法和隨之而來的包袱，如其所是地流過身邊。

這樣的改變也許反映出一個我們沒有意識到的事實，那就是在冥想的過程中，我們已經開始學習如何更有效地去回應想法。當我們可以覺察自己的意識正在漫遊時，這個動作牽涉到一個轉換，從完全被思考流吞噬，轉換到能跟想法保持足夠的距離，好看清楚發生了什麼事。每一次當我們和緩地將想法標記上「思考」，並且刻意地從思考流中將自己抽離，就是在強化這種關係的轉換。將想法視為只是想法，它們只是一連串流過心靈的想像事件，就如同掠過天空的雲朵或是天氣型態一樣。

傾聽我們的想法

一個想法出現，在我們的意識中逗留一段短暫的時間後，就會消失不見。它只是一個想像事件，一個我們可以投注注意力的「客體」，但它並不等同於「我」，也不是事實。然而有些時候，我們可能需要一個更為具體的方式來轉換觀點，以便能夠如此看待想法。我們的聽覺便可以提供此類捷徑。

聲音永遠都圍繞著我們，不需要外出去捕捉它們。我們可以努力地聆聽在此時此刻本來就有的聲音，它們也僅僅是頭腦從世界接收的一部分訊息。

這個事實決定了我們平日是如何理解聲音的。聽見街上卡車的聲音時，我們並不會自動地認爲它是我們的一部分，因爲知道那是街上傳來的聲音。

如果我們將大腦想像成聆聽想法的「耳朵」，那麼或許也可以像看待傳到耳朵的聲音一樣，學習用同樣的方式理解心裡的想法。一般來說，我們甚至不會覺察大腦正在「接收」想法，直到鍛鍊能力來覺察它們，直到我們有意識地練習給它們一些空間，讓它們如其所是地存在，其面貌能夠被看見與了解：在覺察之中，它們是一個個分開的事件。同樣地，**聽覺的內觀**可以幫助我們對想法發展出相同的開放，單純地允許它們來去，而不要讓自己被誘導進入它們所創造的劇本中。

在接下來的練習中，我們要練習關注聲音，並且聆聽（聽覺的內觀）一段時間，然後看看是否能夠用同樣的方式去理解我們的想法與思考。將注意力從聲音移轉到想法時，這個方

讓我們這樣想：心識之於想法，就好像耳朵之於聲音一樣。

法能讓我們創造出理想的情境，以將我們想留心的經驗「定格」。有關聽覺與思考的內觀練習，指導語如第二一六—二一七表例。

被想法流沖昏

就像頭腦會在之前的冥想練習中漫遊，大部分的人在進行這項練習時，都會發現我們的頭腦經常會被想法流所吸引，接著就被沖昏了。回到電影的比喻中，這就好像我們的頭腦離開了座位，被捲入銀幕上正在演出的情節。剛剛你才帶著內觀在觀察著，現在卻參與在故事腳本了。當意識到這個狀況，你唯一需要做的就是知曉自己的頭腦已被淹沒在想法流裡面，而現在覺察已經重新建立起來了。有幫助的是去留意任何針對故事情節的情緒反應或強度，然後溫柔且慈悲地陪同頭腦回到座位上，繼續觀察想法與感受上演。當你感到注意力變得茫然而渙散，或是重複地落入你所思考或是想像出來的劇本中，你隨時可以再回到身體知覺與呼吸中，利用呼吸作為定錨，使注意力得以平穩和安定下來。

了解這個練習的困難是很重要的，因為我們是如此習慣於活在想法中，而非去關注它們，以至於當我們要與想法維持一段時間的內觀關係時，將會遭遇重大挑戰。

用這樣的方式和我們的想法一起工作時，必須非常小心。對想法保持一種友善的興趣，並將其視為想像事件，跟被它的內容與蘊含的情緒所吸引，這兩者之間的分界是相當細微的。事實上，我們可能會被想法襲擊、迷惑，然後不自覺地相信它們是眞的，將它們等同於我們自身，而我們就是它們。一旦我們「變成」了它們，就會不知不覺地陷入習以爲常的行動模式中，然後輕易地落入揮之不去的反覆思索。在短時間內與想法維持這種新的關係，可能還不是太困難，但是在這個練習的初期階段，專注在想法的時間愈長，我們就愈容易被它們所吸引和迷惑，因而失去對它們的內觀視野。

冥想大師約瑟夫·葛斯汀（Joseph Goldstein）描述得很好：

> 當我們在想法中迷失自己時，去辨識它是很有力的方式。想法席捲我們的心並將它帶離，在極短的時間內，我們可能被帶到很遠的地方，彷彿跳上聯想列車卻不自知，也不知目的地在哪裡。在途中，我們可能會突然醒悟並且意識到自己正在思考，而思考已經帶著我們走了好長一段路。當我們步下列車時，心境或許已經和躍上列車時截然不同。

↙至少針對一開始，我們建議你特別將注意力放在想法上，一次不要超過五分鐘。

如果我們發現自己被想法流挾持並且帶離，試著專注在呼吸上，並記住每一次吸氣都是一個新的開始，而每一次吐氣都是一次釋放，一個新的放下，藉此把心靜下來（第四章）。

注意自我批評的訊息

將想法作爲注意力的主要焦點，雖然我們可能每次只進行五分鐘的練習，但是卻有其他無數的機會去應用並擴展這樣的新觀點。參與愈多正規的練習，我們就愈能夠留意自己

聽覺與思考的內觀

1. 依著第七章指引的「呼吸與身體的內觀」，來練習呼吸與身體的內觀，直到覺得自己都安頓好了。
2. 讓你的覺察焦點從身體的知覺轉移到聽覺——把注意力帶到耳朵，並且容許覺察能夠開放和擴展，使你得以去接收任何出現的聲音，以及它們是從哪裡產生的。
3. 你並不需要試圖去搜尋聲音或是傾聽特定的聲音，只需盡你所能，單純地開放你的心，樂於去接收對四面八方聲音的覺察：鄰近的聲音，遠處的聲音，前方的、背後的、旁邊的、上面的或底下的聲音——對四周的聲音都保持開放。容許覺察去容納明顯的聲音以及更爲細微的聲響，也容許它可以含括聲音與寂靜之間的片刻。
4. 盡你所能去覺察聲音，就只是單純地將它當作聲音，僅僅只是一種聽覺。當你發現自己開始想著這些聲音時，盡力讓自己重新連結到對這些感官性質的覺察（像是音高、音質、音量、時間長短等），而不是它們的意義或是暗示。
5. 當注意到你的覺察不再是以當下的聲音爲中心，只需和緩地知曉注意力飄遊到何處，然後將注意力重新移回聆聽每一刻聲音的出現與消逝。

6. 當你準備好的時候，放掉對聲音的專注，將想法放置在覺察的中心。就如同你覺察到所有聲音的出現一樣，去注意想法的出現、逗留與消逝。現在用同樣的方法，盡你所能地讓覺察去辨識任何在你心中萌生的念頭——注意想法如何產生，如何在心中流連，以及最終如何破滅和消失。你無需試圖讓想法出現或離去，只需允許它們自己隨意來去，就如同你如何看待那些出現而後消失的聲音。
7. 你可能會發現將覺察帶到心中的想法是有幫助的，就彷彿這些想法投射在電影銀幕上——而你坐著觀賞這個銀幕，等待一個想法或影像的出現。當它出現時，只要它出現在「銀幕上」，你就去關注它；而當它消失時，就讓它離去。另一個選擇是將想法視爲在廣闊天際中游移的雲朵，有時候它們陰暗而挾帶狂風暴雨，有時候它們明亮而輕飄飄的；有時它們佈滿整片天空，有時則完全消失不見，只留下萬里晴空。
8. 假如有任何想法帶著強烈的感受或情緒，無論是愉快的或不愉快的，盡你所能地注意它們的「情緒電量」以及強度，並且讓它們如其所是。
9. 如果在任何時候，你覺得注意力已經無法聚焦甚至渙散，或是它重複地落入了想法和意象的劇本中，可以試試看是否能回到呼吸和整體身體的感覺，完全回到靜坐與呼吸上，並且利用這樣的關注來維繫、穩定你的覺察。

對於當下經驗所產生的反應：不是評斷事情是否進行順利，就是批評自己沒有感受到「應該要有」的感覺，或自己「不善於」冥想。這些時候都是絕佳的機會，讓我們記住判斷與批評都只是思考。我們是否能在這些時刻，將這些思考的模式視爲想像的事件？這可以幫助我們回想在正規的想法內觀練習中，如何看待那些含有較少情緒的想法與意象。這樣的練習使我們能將和想法的這種關係，帶到生命中愈來愈多的時刻，擺脫想法的掌控，並且讓內在的智慧去分辨想法在頭腦中更廣泛的運作與模式。漸漸地，我們可能會經驗到一種開放而廣闊的覺察，可以輕易地容納任何在心中或身體中所產生的經驗（包括任何評斷式的想法），並且學習將自己安定在那樣的覺察中。

雅各發現在他每天的冥想練習中，經常會不斷跑出批評的訊息：**你又失敗了，你難道連把注意力放在呼吸上半分鐘都做不到嗎？這只是在浪費時間罷了，你只會搞砸它，就像你搞砸其他事一樣。難道你連一件事都做不好嗎？你到底有什麼毛病？你眞失敗！**一開始雅各認爲這些訊息固然很熟悉，但卻是一種令人心煩意亂的「干擾」，阻礙並破壞了他想要回到冥想中「該做的事」；他認爲自己應該將注意力堅定地放在呼吸上。這是很多人常有的經驗，但我們會漸漸體認到，把這些想法當作就只是想法，去覺察它們，這就是冥想。但我們要如何幫助自己去看到這件事呢？

為負向情緒模式命名

其中一種可能的作法，是爲這些習慣性的思考模式命名。我們可以用一些標籤去標示它們，像是「審判的想法」或「無望的想法」，或是把它們視爲一種潛藏的人格：「最惡劣的評論家」、「懷疑主義者」等等。重要的是我們有辦法去指出那些常見的思緒和主題，它們遮蔽了想法裡的一些特定內容。理論上，我們所選擇的這些標籤，可以幫助我們對這些思考模式產生更寬廣、更有智慧的觀點，而能帶著某種程度的抽離來看待它們，將它們視為經常造訪頭腦的訪客，而不是我們的一部分，或是真實、事實之聲。

雅各發現他可以將所有批判的、評斷的訊息都標示為「批判的想法」，當他這麼做時，就能留心批判想法的到來，並且去迎接這個老朋友，儘管他並不是全然的歡迎。這使得雅各可以允許批判想法的到來及離去，而不會讓它有機會啟動一連串的負向思考反應，並且像往常一樣很快地陷入熟悉的消極情緒中。

憂鬱症狀中的負向思考

將負向批判的想法當作是反覆出現的思考模式，對我們有很大的幫助，讓我們能用更客觀而非過於個人化的方式看待它們。過去曾經驗過憂鬱的人，則可以更進一步將這些負向想法視為憂鬱症狀中眾所皆知的特徵，而不是真理或是現實的可靠判讀。

在你的經驗中，上述清單裡的想法有哪些是你所熟悉的？假如你過去曾經經歷過憂鬱，儘管不是那麼情願，這份清單或許會帶你回到當時曾經主宰你心靈的那些想法。即使不曾經歷過長期的憂鬱發作，你還是可能會回憶起當「情緒低落」時，曾經有過相似的念頭。

當我們在課程中詢問成員，清單上是否有他們熟悉的想法時，潔德說：「是的，全部都是。」對她來說，這次的練習顯現了一個重要的差別：「當我處在憂鬱中的時候，對這些想

辨識自動化負向思考

跟我們在第一章所見到的一樣，下列清單是人們處在憂鬱時常見的自動化負向思考：

1. 我覺得全世界都在跟我作對。
2. 我沒有優點。
3. 爲什麼我就是沒辦法成功？
4. 沒有人瞭解我。
5. 我讓大家失望了。
6. 我覺得我撐不下去了。
7. 我希望我是個更好的人。
8. 我眞是軟弱。
9. 我的人生沒有按照我想要的方式走。
10. 我對自己徹底失望。
11. 再也沒有任何事情能讓我感到愉快。
12. 我再也無法忍受這一切。
13. 我沒辦法振作起來。
14. 我到底是哪裡有問題？
15. 假如我是另外一個人就好了。
16. 我什麼事都做不好。
17. 我恨我自己。
18. 我是個沒有價値的人。
19. 我希望自己可以消失。
20. 我到底是怎麼了？
21. 我是個輸家。
22. 我的生活一團糟。
23. 我是個失敗者。
24. 我永遠也不可能做得到。
25. 我覺得很無助。
26. 不能再這樣下去了。

27. 我一定是哪裡出了問題。
28. 我的前途黯淡。
29. 這一切都不值得。
30. 我什麼都沒辦法做好。

當你看著清單上的想法時，也請你想想，針對清單上的每一個想法，假如它**現在**正出現在腦海中，你有多相信它。

當你完成之後，試著回想過去最憂鬱的時候，然後再次回到這份清單，同樣請你針對上面的每一個想法，想想你在**那個時候**有多相信它。

法是百分之一百二十地相信：毫無疑問，事情就是這樣——我『看見了真相』，儘管相當殘酷。但是現在大部分的時候我都覺得很好，不太常有這些想法，就算有，也只是像微弱的回音一樣。當再次回顧時，我很納悶自己當初怎麼會如此相信它們。**我不可能做得到**——是的，看起來要熬過憂鬱似乎是不可能的**到**——然而我還在這裡！我證明我做到了。」

這項簡單的練習有一些深刻的意涵。當我們處在憂鬱中並經驗到這些想法時，它們似乎不只是想法而已；它們像是在宣告事實**到**——那些跟我們、我們的自我價值及生活有關的事實。然而幾乎每一個經歷過憂鬱的人，都會出現非常相似的想法。這暗示著：這些想法很可能只是憂鬱版圖或症狀中的一部分，它們只是憂鬱的症狀，就像是罹患流行性感冒時的症狀一樣。它們跟著我們所稱的憂鬱一起出現，一起消失。如此看來，這些想法其實充滿了訊息，但並非以我們所想像的方式。它們讓我們了解到憂鬱可能伴隨的思考型態，以及低落的情緒會影響到思考歷程，但它們無法告訴我們關於自己、世界或未來的眞相。

這一種看待負向想法的替代觀點效果相當強大，特別是我們課堂裡有成員曾經多次憂鬱發作，但目前已大有改善。當被問到對這些自動化思考是否感到熟悉時，他們幾乎全都會回答：「是的——全都是。」此時值得注意的事發生了，許多人會體認到「這是憂鬱；這不是我」。而學員也看到彼此是「正常」的人——和善、能給予支持、有趣。他們都曾在某些時刻處於絕望的深淵，且懷抱著「這就是我——只有我這樣——我毫無長處」的信念。現在他們發現原來其他人處在憂鬱時，也有相同的負向自動化思考，並且全心全意地相信這些想法。突然間，他們不再感覺那麼孤單，此外，他們還開始看見憂鬱的力量有多強大：它有著如此驚人的說服力。當我們處在最低潮時，會相信自己是世上最糟的人，且未來也註定會失敗。然而現在，雖然只隔了幾個星期，但再次回顧過去時，我們卻不禁懷疑，**我當初怎麼會這樣想？**

如果我們能夠採取這種觀點，允許想法在這一刻於覺察中被完全地看見、瞭解與辨識，那麼我們跟它們的關係就可以在下一刻改變。這麼一來，我們可以免於陷入想法所帶來的糾纏、扭曲跟傷害。

一直以來，潔德都認爲只有透過分析自己的想法（她稱此爲「進入分析的螺旋」，才能減低它們的破壞性。然而在一次練習中，她突然體認到，「我所做的一切分析並沒有降低它的可怕，反而使它更令人害怕！」

透過內觀冥想練習，潔德似乎瞥見自由的曙光，只要能夠放手不去認同想法，然後停留在覺察中，觀看這些想法如同雲朵般（有時候是暴風雨）在心中來去。她發現不需要用太過個人化的角度看待事情；事實上，這些想法只是一些非關個人的事件，並且無法反映絕對的事實。有了這樣的頓悟之後，潔德發現她不再需要去分析每一件事，也瞭解對事情做過多的思考，讓她很容易迷失在永無止盡的記憶與憂慮迷宮中。

「事實上，比起去分析這些想法，單純地和它們同在比較不那麼讓人害怕。」她說：「這對我來說是一個嶄新的觀念：和它在一起，或許比去分析它更爲健康。」

和想法與感受爲友

在各種思考型態中，辨認出自動化的負向思考是很有價值的。意識到並細察它們的樣

➘負面想法是憂鬱的特徵之一，跟個人沒有關係。

➘我們的想法經常反映自己的心情和思考模式，並不是有什麼東西「真的」在這裡，或我們真的是什麼樣的人；想法並不是事實。

貌，給了我們另一個機會去阻斷憂鬱的循環——從一個不同的角度去破壞這個鍊結。然而這些想法也只是冰山的頂端，它的價值在於提醒我們底下還有巨大的團塊。但如果我們想要除去整座冰山的威脅，只注意到頂端似乎不會特別有效。假如我們只是將頂端炸毀，冰山的其他部分會立刻浮上水面。想要在冰山的周圍安全地航行，我們必須能夠精確地評估潛藏在水面下的團塊體積有多大，而不僅僅是調整船舵去避開視線所及的部分。

雖然我們的想法很明顯地會影響感受，但想法本身便是來自於較難被覺知的潛藏感受，也就是冰山的基底。這些感受持續存留在覺察的邊緣，隨著負向想法而產生；即使這些想法消失了，但感受卻仍然存在。一旦我們將想法的出現視爲是一種想像事件，接著穿越思考層次，直接去覺察所感覺到的身體經驗——包括那些從不愉快經驗中所產生的感受（像是生氣的感覺），以及身體的知覺（像是肩膀的緊張）的話，通常會很有幫助。我們可以使用在第七章中提到的冥想練習，將溫柔而敏銳的覺察，帶到所感知情緒的每一個面向。我們可能會注意到每一刻的變化——例如生氣的感覺轉換爲受傷的感覺，再變成一種較微弱的悲傷。在第

➘當心情低落的時候，推理和分析沒有什麼幫助。記得想法「只是想法」，反而是比較聰明的策略。

九章跟第十章中，我們會再次提到這樣的方式。

要探索我們的想法與感受的種種現象，也許相當困難，尤其是當這些想法可能涉及過去的痛苦事件，或是跟當前某些看似必須立即處理的未竟之事有關。這些想法似乎眞的對我們造成了影響。然而比較有效的反應並不是去忽略它們，而是用覺察將它們看清楚。當可以容許它們自由來去時，我們也保留了選擇的自由，包括了決定哪些想法是適切的，甚至是聰明和健康的；決定要傾聽哪些想法，相信哪些想法，甚至要遵從哪些想法；以及哪些想法是無用的，應該讓它離去。

在這樣的過程中，我們學習到很重要的是將內觀帶到那些不愉快的想法或情緒浮現的時刻。偵測到不愉快的想法或感受時，很快地轉移注意力，並且將注意力拉回到舒緩的呼吸裡，這個想法很誘人。然而更巧妙的方式，是讓這些想法或情緒可以停留較長的時間，用溫和的探索和好奇的態度，也就是一種探索式的覺察來對待它：**嗯，你來了；讓我看看你是誰**。用這種方式，我們不僅發展出一種新觀點，將它們視爲心的過客，

> 從恐懼的束縛中覺醒的關鍵，在於從心理創造的故事，進到與恐懼感的立即接觸——壓榨的、緊迫的、灼熱的、顫抖的……事實上，只要我們保持清醒並且不陷入其中，這個故事可以成爲通往恐懼本身的大門。當我們的心繼續衍生關於恐懼的想法時，我們可以去辨識這些想法爲何，並且一次又一次地將它們放下，然後與身體的感覺重新連結。
>
> 塔拉．布萊克，《全然接受這樣的我》
>
> （Tara Brach, *Radical Acceptance*）

也會對這些重複出現的內容更爲熟悉。除此之外，這種開放、好奇與探索的心態，會活化心靈與大腦的趨近模式，它本身就能直接抵銷逃避模式的運作，並且提供一種更穩定的影響，避免我們被自己創造出來的那些幻象抓住且迷失。

辨識經常重複出現的思考模式，並爲其命名，可以幫助我們看見「頭腦中的錄音帶」。瞭解它們何時開始播放，讓我們能這樣回應：「嗯，我知道這捲帶子，這是我的『我是一個徹底的失敗者』錄音，或是『我永遠不會快樂』的帶子。」我們並不必然要去關掉它，就算這麼做，它也可能很快會再出現。重要的是我們如何看待它們：事實上我們可以做的很少，又或者在腦中播放的這卷高度受到制約且不正確的「錄音帶」，會持續給我們帶來麻煩，直到它的「電池」耗盡，並且自己停下來。

令人驚訝的是，在頭腦的範疇裡面，這樣的終止是可以自然發生的，不需要任何強迫或是努力，只要我們能夠帶著清明和自我接納，去看見、領會並瞭解發生了些什麼。瞭解能帶

看清楚我們的想法只是想像事件，有時是相當困難的，尤其是當它們和過去的痛苦事件有關或是當大腦告訴我們，它們是需要優先處理的未竟之事時。

來釋放與終結，這便是覺察與洞見的基本特性。這些都是透過內觀練習而獲得的禮物，是一項我們可以不斷給予自己的贈禮。是，這需要許多的訓練，但這個訓練本身——願意去看見並實際去看見，事實上就是我們可以給予自己的無價之寶。

在想法與感受之外：無揀擇的覺察

到目前為止，我們已經介紹了內觀冥想的各項練習：包括品嚐的內觀、動作與呼吸的內觀、平躺時身體知覺的內觀，以及伸展、運動、走路時的內觀；對愉快、不愉快及中性感受的內觀；對嫌惡反應的內觀、對聲音的內觀，最後則是對想法與情緒的內觀。每一項練習都是透過一種特定的方式，重複地將注意力導向經驗的特定面向上。透過這樣的方式，我們可以漸進地培養內觀的能力，並且發展出可以將我們從痛苦與憂鬱中釋放的各項技巧。

我們做過的所有練習，都是在培養對特定注意力對象的覺察，它們分別照亮了我們的生命以及內在的不同面向。但這些區分有時候太過武斷，因為我們所培養的覺察，無論是對呼吸、味覺、身體知覺或是想法與情緒，事實上都是相同的。

接下來的練習結合了所有內觀中的訓練，同時說明了它們是一個整體的各個部分，這項練習稱為無揀擇的覺察，也是最後一項我們要介紹的正式練習。在下一章中，我們將說明如

無揀擇的覺察

在這個練習的一開始，進行的時間最好不要太長，其他時間用來回到呼吸，或是關注在其他注意力的特定對象上。「只需坐著」，不選擇任何對象去注意——只要去覺察、去了解，聽起來似乎很容易，其實不然。不過，隨著練習的時間與動機的增加，無揀擇覺察的練習將會愈來愈穩健，並且扣人心弦。

剛開始幾分鐘，讓我們先專注在呼吸上，接著，假如我們願意，可以將覺察的範圍擴展到下列各處：身體知覺（包含呼吸）、聲音、想法以及感受。

接下來，當我們覺得準備好了，試試看能否放掉所有注意的對象，像是呼吸或是其他對象，如聲音或想法，並且讓覺察的範圍對全部的思想領域、身體與世界所發生的一切開放。我們只需在停駐在覺察本身，毫不費勁地領會每一刻所發生的，可能包括呼吸、身體知覺、聲音、想法以及感受。盡我們所能，就只是靜坐著，完全清醒，不用抓住任何東西，也不用尋求些什麼，除了去體察清醒（wakefulness）之外，沒有其他的重點了。

這項練習邀請我們全然開放，並接收從覺察範圍中所發生的一切，就像一面明鏡，只是單純地反映出在它面前的一切，不期待也不執著；僅只是覺察，在全然的寂靜中，去注意當下所有範疇的經驗。

何將所發展的內觀技巧，從正式且受保護的場所，移轉到富挑戰性且非正式的日常生活情境中，這是我們最需要它們，同時也是它們最能發揮功效的場域。

要在正式練習中培養無揀擇的覺察，可以將它納入其他練習結束之後的幾分鐘。我們可以在任何時候進入無揀擇的覺察中，只需要簡單放掉對任何事物的專注就可以了。這聽起來很容易，但事實上相當具有挑戰性，因爲這時我們沒有任何目標可以專注。我們停留在覺察本身，除了覺察之外，不試圖將注意力導向任何對象。你不需要去想自己正在冥想，或是有一個「你」在冥想。事實上，這些都被覺察看成、認作是想法，在眞實的看見與瞭解中，它們會再一次像肥皂泡泡一樣消失不見。

當我們投入這項練習時，將會愈來愈能夠去分辨我們投以注意力的對象（假如我們有選擇），與這一切經驗發生的覺察這兩者間的不同。我們把注意力的對象想成是在這個空間當中的星體，在無揀擇的覺察中，我們變成了一個小宇宙，它可以容納每一刻在此匯聚形成的任何東西。覺察就像在形成一個小宇宙，是沒有界限、邊緣或範圍的。這個練習就是要我們安頓在覺察裡面，成爲了解本身，一種非概念式的了解，事實上也就是單純的覺察。覺察本身並不會帶來痛苦，但它卻可以全然地承擔並同理地看待痛苦。只要我們愈來愈熟悉它，就會發現即使是去承擔經驗中最困難或痛苦的部分，也變得容易許多。我們甚至會有一個不尋常但重要的發現，那就是覺察已經成爲一種自由、全然、深切的了解。

【第九章】

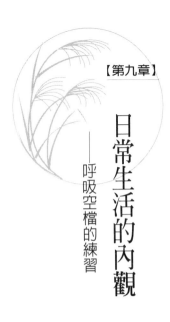

日常生活的內觀

——呼吸空檔的練習

內觀既不困難也不複雜；記得維持內觀才是最大的挑戰。

——克莉絲汀．費曼（Christina Feldman）

當我們想要在每天的生活中培養更多內觀時，我們遲早會發現，最困難的部分是在最需要內觀時仍然能夠維持它，像是處於壓力、心情很糟、忙到沒有時間休息的時候。在這些時刻，要維持內觀是相當不容易的一件事，但這也往往是我們最需要保有內觀的時候。

內觀和日常生活的關係，就跟找一些安靜的時間來做練習一樣密切。事實上，生活的本身就是個練習；假如我們夠覺察，在清醒的每一刻，我們都會感受到充滿活力，並且與世界有更多聯繫。因此，內觀的眞正功課，就是從充滿轉折、僞裝與掩飾的日常生活開始，特別是當生活處境艱難、無以爲繼以及心煩意亂時，內觀的練習更是重要。因爲在這些時刻裡，我們正需要內觀帶來的安定、清晰及洞察力。這一章裡，我們將會梳理目前已經學會的部分，看看如何能將這些發現交織應用到日常生活之中。

打從一開始，「正念減壓療法」（MBSR）計畫以及「以內觀爲基礎的認知治療」（MBCT）計畫，皆強調將內觀帶入日常生活的重要性。這些計畫要求我們留意日常生活中的例行活動，像是第三章所提到的刷牙、餵貓，以及丟垃圾的練習活動；第四章提到維持覺察的步伐練習；以及第六章中教導我們怎麼運用身體知覺時時刻刻保持覺察與同在，還有怎麼透過「與呼吸同在」來對任何的經驗進行內觀。MBCT計畫也提供我們將內觀帶入日常生活中的特殊方式，特別是當心情開始走下坡時。有一套迷你冥想的方法，稱爲三分鐘呼吸空檔

↙三分鐘呼吸空檔練習常是用來回應艱難處境的第一步，同時也回應當下浮現的種種感受。

練習（three-minute breathing space），這套方法是以內觀爲基礎的認知治療常用於處理艱難處境和感受的第一步。

在呼吸空檔這項練習中，MBCT計畫的整體教學被濃縮爲三個步驟，許多參與過此套課程的人，都指明這個練習是整套課程中最有幫助的項目。許多的日常活動似乎都倚賴著行動模式的批判性思考，因此在我們最需要的時候，這個練習能讓我們快速且有效地轉換到同在模式。

實際體驗這項練習的方式，就是在閱讀下列的指導語後，立刻跟著做一遍看看。在每一個步驟中都停留一分鐘的時間，或是延長任何一個步驟中所停留的時間（例如，你可以在第二個步驟停留較長的時間），這將對你的體驗有所幫助。

剛開始，我們可以用比較制式的方式進行：在預定的時間，每天三次，每次三分鐘。一旦捉到訣竅，就可以隨時隨地進行，只要情況允許，短到一、兩次的呼吸，長到五分鐘至十分鐘都可以。不久，我們會發現自己在某些場合下自然運用起這套方法，像是當注意到有不愉快的感受，或身體被「綁住」、「抓住」，或是覺得被事情淹沒時。在這些情況下，當低落的情緒又威脅著要壓垮我們，此時呼吸空檔可以幫助我們穩住自己，透過直接、經驗性的知曉，讓我們更清晰看見所發生的一切。同時它也提供了一個空間，讓我們看到目前的處境，並能內觀地抉擇下一步該怎麼做。

三分鐘呼吸空檔練習

第一步　帶出覺察

首先，不論你是坐著或站著，從容地調整成莊重、挺直的姿勢。如果可以，請閉上雙眼。接下來，覺察你的內在經驗，開始探問：我現在的經驗是什麼？

- 現在有什麼**想法**流過心中？盡你所能地去瞭解想法就是想像的事件，也許將它們訴諸於文字。
- 現在有什麼**感受**？留意任何不舒服或不愉快的情緒感受，認識到它們的存在。
- 現在身體有什麼**知覺**？你可以試著快速地掃瞄身體，留意任何緊張或舒坦的知覺。

第二步　聚精會神

接下來，將注意力放在呼吸時身體的知覺上。

現在去貼近呼吸時腹部的感受……去感受吸氣時腹壁肌肉擴張的知覺……以及吐氣時腹部消下去的知覺。

跟著呼吸完全地進出你的身體，利用呼吸將自己定錨在當下。

第三步　拓展

現在將覺察的範圍從呼吸慢慢擴展到全身，除了呼吸時的知覺，還包括對於整個身體的感覺、你的姿勢以及臉部表情。

如果你覺察到任何不舒服、緊張或是抗拒的知覺，和緩而開放地在吸氣時將空氣帶入這些部位，吐氣的時候將空氣帶離那些部位，藉此集中注意力到這些知覺上。如果你願意，可以在吐氣時這樣告訴自己：「沒關係的……不論那是什麼，它一直都在：讓我來感受它。」

盡你所能，將這份擴展的覺察帶入一天的下一個時刻。

在練習的第一步中，我們被要求完全投入在當下，脫離自動化的慣性反應以及行動模式的操控。我們有意圖地中止自我批判的思維習慣，放棄不斷追逐目標，而是留意此時此刻的自己身處何處。我們練習克制自己，不再向過往般想去修補行動模式認爲該修補的地方。我們僅是認識並將覺察帶入此時此刻所發生的一切，如其所是。

維持覺察和投入的開放態度，可能是相當困難的。舊有的思考習慣佈滿陳舊的溝槽，很容易就將我們帶離當下的覺察。所以我們進行第二步驟的練習，聚精會神地聚焦於單一物體：呼吸時的知覺、進來的這一口氣、出去的這一口氣。用這種方法，我們給了自己一個機會去穩住這顆心，並且留在此地、此時。

當我們聚精會神時，就可以進行第三個步驟。將覺察的範圍擴展到全身，進入同在模式的寬廣之中。而當回到我們正在做的事情時，仍然盡其所能地帶著同在的狀態。這三個步驟可幫助我們順利地從「行動模式」轉換到「同在模式」。

對大多數的人而言，將內觀帶入繁忙的生活中是一大挑戰。上述的呼吸空檔練習就是用來發展一種態度，**在任何時刻不管發生了什麼事，都可以用這種刻意轉換的態度來面對**。在可能的艱難處境中，轉換到這種模式，或許是做出有效、適切反應的必要狀態。因此，三分鐘的呼吸空檔比我們先前所學過的任何方式更結構化也更具指導性，特別是從明確的姿勢改變開始，而且提醒自己這個練習有三個步驟（例如，使用「第一步」、「第二步」、「第三步」

這樣的詞語）。運用結構明顯的指導語並不是偶然；一個練習所需要的時間愈短，愈有可能只是產生時間暫停的效果，像是在危機發生的當下偷了個空，但並未產生根本的心智模式改變——從行動模式轉到同在模式。

將呼吸空檔的注意力行進軌跡想像成一個沙漏的形狀，或許有助於練習。沙漏有一個寬廣的開口、狹窄的頸部以及寬廣的底部，用這樣的影像提醒我們：第一步要保持對經驗的開放，第二步是將注意力全部集中在呼吸上，第三步則是拓展、開放至全身的覺察。

呼吸空檔需要具備寶劍般的銳利、敏銳特質；帶著慈悲來使用它，便可以阻斷行動模式的操控，並且提供我們一個深具力量與療癒效果的選擇。這個練習可以開啓新的自由與選擇，幫助我們更適切地回應生命中正在發生的事情，不論是發生於內在還是外在。

呼吸空檔的練習明確地將前幾章所描述的方法連結到日常生活上面，它就像一根繡花針，將每天規律演練而自然學習到的絲線，編織到每天的生活之中。呼吸空檔練習的第二步「聚精會神」，就像是第四章內觀呼吸的濃縮版。而第三步的「拓展」，與第六章的將對呼吸的注意力擴展到全身整體及第七章的擁抱困境，皆有異曲同工之妙。相較之下，第一個步驟的重要性較不明顯，接下來我們將仔細地看看這一部分。

↙想像呼吸空檔中的注意力軌跡，就像是一個沙漏的形狀。

覺察與知曉

要進行有意義的呼吸空檔練習，第一步就是變得覺察，這個步驟的目的是要運用內觀的力量來……

- 幫助我們脫離行動和反覆思索的模式
- 投入一種感覺性／感官性／了解／同在的模式
- 去知曉或見證我們安住在對想法、感受及身體知覺的覺察中。

或許因爲這個練習稱爲「呼吸空檔」，它傾向直接進到呼吸。但第一段指導語中並未提及呼吸二字，反而要我們去覺察姿勢，並且要有意圖地表現出一種莊嚴感，爲生命表達出一種態度，不管在這一刻我們可以做到什麼程度。透過這樣的方式，我們也是在「爲樂器調音」，從自動化的慣性模式中跳脫開來，並且知曉此時此刻正在發生的一切。而跳脫慣性和進入覺察，其實是兩件密不可分的事。

第一步的指導語接著要我們將注意力轉往內在，依次去了解此時此刻自己的想法、感覺以及身體知覺的經驗爲何。從想法開始進行的理由很簡單，因爲開始進行呼吸空檔練習時，心中的念頭通常是最容易專注之處。將身體知覺擺在最後，是爲了與第二步驟中「專注於呼吸時的身體知覺」產生自然的銜接。或許我們會很驚訝地發現，原來將經驗剖析成想法、感覺及身體知覺三個部分，這個動作相當重要。雖然我們常會將不愉快的經驗統稱爲「不好的事情」，像一塊大汙漬般，極力想躲開它們。但假如我們願意靠近一點去看，會發現其實想法、感覺以及身體知覺是彼此交纏在一起的。能夠用這個方式來覺察到這些個別的部分，本身就是非常有價值的——大腦將能夠以一種全新且具創造力的方法，對複雜如馬賽克的個別經驗知覺採取不同的反應，而非將它們一致視爲是令人討厭的事情而已。

就像許多參與課程的成員一樣，麥爾肯在練習第六章所提到的「愉快與不愉快事件週曆」時，第一次感受到將經驗分類的成效。因爲他剛好是一位心理學家，理智上他非常清楚任何一種情緒經驗都可以劃分出這三部分。不過當他眞的開始對每一個部分進行簡單的練習，實際經驗到的差異著實讓他嚇了一跳。突然之間，他能夠將不愉快的經驗視爲只是一堆想法、

➘刻意地將不愉快的經驗區分成想法、情緒以及身體感覺，可以讓頭腦做出更有創意的反應，而不只是將事情看作成是龐大、難以理解，以及不知該怎麼面對的。

感受以及身體知覺。當他不再把對不愉快事件的反應個人化，他發覺整個情況變得更明朗、開闊，且更自由了。呼吸空檔練習的第一個步驟提供了一個方法，在某種程度上，將這種觀點上的轉移也帶入了我們經驗中的各個面向。

第一步驟的練習也提供了一種機會，讓我們可以全然知曉此時此刻正經驗的，如同馬修發覺到：

「有一次，我太太跟我一起出差。在會議的前一天傍晚，我正在房間燙衣服，而她就坐在我身後的一個角落看書。當時我感到非常疲累，並且為了明早會議的事情感到有點焦慮，不知道自己是否準備得夠充分？

我發覺有股怨恨襲上心頭。我現在在這裡燙衣服，其實我大可以去準備明天的會議，只要太太願意幫我一點忙就好了，她卻只是坐在那裡看書。我注意到這是非常沒有幫助的想法流——我認為自己是個現代男性，可以打理好自己的需求。我告訴自己，太太絕對有權利好好享受假期，因此我自己來打理衣服是很恰當的；然而，有一部分的我並不滿意這樣子的狀況。隨即又有一個念頭出現，但明天是一場非常重要的會議——這是個特例，當我現在可以準備的時候，不應該由我來燙衣服。為什麼她看不到我的困境，不過來幫我一下？這個時候怨恨和生氣一下子就起來了。

一行禪師談到：做事情就只要做就好了——例如，洗碗就只是洗碗（並不需要想著要再去做下一件事情而急著完成）。現在正是練習這句話的最佳時機。是的，專注在燙衣服這件事上……衣服的紋路、蒸氣的味道、熨斗的移動。然後下一個念頭竄起：**不對！我不該運用內觀練習來應付燙衣服這件事情，我根本不應該燙衣服。**我再次試著把注意力拉回來、心中咬緊牙關地做下去，**專注在燙衣服上、那蒸氣的味道、還有整件衣服的觸感！**但是一點用也沒有；念頭不斷地湧回來。

那時我想起了呼吸空檔的練習，第一個步驟並不是專注而是知曉。我意識到自己正嘗試用冥想來改變些什麼；我並沒有了解到整個情況是什麼，這裡面有燙衣服這件事，有我的怨恨，還有許多的想法。知曉意味著我可以允許這一切以原有的樣貌存在，而當呼吸空檔開展時，它能夠讓我在內心深處對自己說：**沒關係。不管那是什麼，它已經在這裡了。**對我來說，這意味著放棄不斷努力成爲「好人」、不想被誤認爲大男人，並且承認在這一刻我眞的很怨恨——然後告訴自己**感覺到這些是沒有關係的**。當然，這感覺起來很危險，好像這樣會讓我的憤怒變得無法控制。

但事實上，令人吃驚的是它慢慢消退了。爲什麼？因爲那是第一次在這件小事情上，我想自己知曉了整個事情的狀況：我已經看清楚到底發生了什麼事，而不是堅持事情要照自己想的發生才對。

結果是，我根本不需要太過擔憂隔天的會議。當天晚上我們睡著之後，有人潛入我們的房間，偷走了大部分的財物，包括我的電腦、記事簿、信用卡以及一些錢。隔天的會議裡，不論是燙衣服這件事或是我做了多少準備，都已經不是那麼重要了。」

馬修在後來的報告說，一開始他認爲自己能夠知曉發生了什麼事並採取行動，但是接下來他又說，他了解這樣的知曉只是片面的，自己只是試圖運用這個練習來逃避、修補或趕走惡劣情緒。而當他開始能夠、也願意帶著覺察去看見事情發生的全貌時，他的心情才眞的改變了。如同第七章所言，從拒絕面對一個情境，到能夠去接受它的樣貌，是處理任何困難或不愉快情境的必要條件，因爲事情已經發生了。大部分的時候，全心地知曉已經存在的一切事物，或許該做的就是這樣了，如同馬修留駐在那個過程之中所發現的一樣。呼吸空檔的第一步提供了一種結構性、系統性的方法，來全心地知曉所發生的一切，而第二和三個步驟，則是讓這種觀點的轉換可以變得更加鞏固和穩定。

有時候只是知曉實際發生的事情，而不是不斷地想著「應該」要發生什麼事情，就是轉化經驗所需要的。

利用呼吸空檔

當我們使用呼吸空檔時，要小心一個可能的陷阱，那就是它很容易被看成只是種暫停，是再次投入繁忙生活前一個可以撤退和放鬆的片段。雖然這仍會有短暫的好處，但是暫停的方法並沒有辦法長久地幫助我們，因爲它不會改變我們在艱難和壓力下的感受，唯有將行動模式轉換成同在模式才能做到。我們最好將呼吸空檔視爲一種機會，能將覺察帶入此時此刻正在發生的任何事情，以及去注意並跳脫已經陷入的慣性，以便我們以不一樣的角度看待即將面對的困難。

休息一下跟呼吸空檔之間有什麼差別？以下的譬喻可能會有幫助：大多數人都曾經遇過傾盆大雨，必須找個地方躲雨，或許是商店的門口。有時候我們很慶幸沒有被雨淋到。我們站了好一會兒，希望這場雨可以早點停止。這一刻我們身上還是乾的，但這場雨繼續不斷地下，於是我們知道遲早還是得面對它；我們想要逃避的事情仍舊在那裡。最後的場景是，我們走回大雨裡，全身濕透，我們發著牢騷，甚至咒罵著自己的倒楣。

有的時候，另一種場景會呈現在我們眼前。我們或許用非常不一樣的方式來躲雨。站在商家門口一段時間後，我們知道待會兒可能會被淋溼，而且一點都不喜歡這樣子。我們注意到自己心中一直期盼這場雨快點停止，但它卻沒有停止的跡象。最終我們瞭解爲這件事沮喪，並且擔憂自己將會淋得多溼，只會徒增不舒服而已。因此，我們不再希望雨會停，而是走進雨中，讓自己被雨淋濕，同時也接受這就是此時此刻所發生的一切。以這種方式來面對，可以去經驗到這場雨本身，我們或許會留意到當雨打在所有東西上，水花飛濺起來的樣子相當扣人心弦。雨並沒有停止，我們也可能會全身溼透，但是我們面對事件的方式，卻改變了對這整件事的經驗。

躲雨的例子點出使用冥想的不同方式：有的是躲避困難經驗的聰明方法，期待它們會消失不見；或者是轉身面對這些經驗，改變我們看待它們的方式。呼吸空檔並不只是叫個暫停，不是用來找避風港、咬緊牙關並期待風雨都會過去的時間。藉由擺脫自動導航的模式，我們容許自己去擁抱此時此刻的一切，當作注意力的焦點，而這包含了呼吸和身體知覺，以及一大堆情緒與想法。當我們這麼做的時候，會發現對於這些情緒或想法的覺察，將帶來一種新奇而充滿變化的觀點。突然間，我們能夠用更寬廣的視野來和自身的經驗共處，而非被它們套牢。以下是艾莉莎進行呼吸空檔練習的經驗。

「當有壓力而且事情一直來的時候，我會使用呼吸空檔讓自己集中注意……嗯，**就在那裡，我的呼吸**……接著，我就進去了。上週有好幾次我的情緒不由自主地變差——落入了負

↙呼吸空檔練習並不只是休息一下而已。

向反應，於是我必須要很刻意地進行練習。以前這種情況常會讓我感到憂鬱，將每件事看得很悲慘、很糟糕。爲了能夠讓自己重新聚焦，我停頓了一下，運用呼吸空檔讓自己待在原地——而不是對情境做出反應，只是眞實地處在其中。」

艾莉莎發現她不需要把這些糟糕情緒告訴她的事當作事實，並且對此做出反應：

「過去當我覺得被情緒淹沒時，我會想著：**我永遠好不了了；一輩子都會這樣子下去**，我會想，**這就是事情會變成的樣子……現在一切都完了**。但現在有些不一樣了……也就是說我可以眞實體會到，**嗯，撐下去，一切還沒結束**。在某些情況下，事情還沒有發生，**就讓我們等著，看看會發生什麼**——只要這樣做就好，而不是讓我的腦袋來決定這一切。」

要讓三分鐘呼吸空檔發揮有效和實際的作用，在困難情境中能停頓並沉著下來，需要多做練習。這就是爲什麼在一開始的時候，最好每天三次，在特定的時間做呼吸空檔練習，連續做一個禮拜，因爲這樣做會讓我們不只是在預定的時間使用它，而是在覺得需要它的時候，像是處於特定壓力下時，也可以把它用出來。

三分鐘呼吸空檔的目的就是作爲一個重要的載具，將我們在正式冥想練習中所培養的能量，運送到日常生活之中。雖然稱之爲三分鐘的呼吸空檔練習，但是確切的形式與時間長短，可以隨著所在的情境而調整。假如我們可以到一個安靜的地方，像是休息室，就能充分沉浸在一場三分鐘的迷你冥想，如果有幫助的話，甚至可以閉上眼睛。但當我們身處於爭執中、塞在車陣裡、陷在會議當中，或是在超級市場購物時，我們必須要針對所面臨的狀況進行彈性且具有創造力的調整。我們或許要睜著眼睛，將整個流程壓縮到一分鐘以下；或是將注意力專注在行走的步伐上，而不是擺在呼吸上面。最重要的是，我們必須了解自己正試圖要做的事情是什麼。在生活的種種條件之下，我們可以嘗試以不同的方法來進行這項練習。只要記得呼吸空檔唾手可得，就足以大大影響生活的許多層面了。

如果可以規律地進行呼吸空檔，我們或許會發現掙脫自動導航模式，接著有意識地進行呼吸空檔，會變成把內觀帶入日常生活的重要助力。這可以幫助我們更有技巧地處理生活中困難和痛苦的事務，並且更懂得欣賞生活中的許多正向層面，而這些是過去常被我們忽略的。

不要試著去修補什麼事情

就像所有的冥想練習一樣，三分鐘的呼吸空檔需要一點努力，但要是太過目標導向的話，我們的努力只會徒增困難而已，就像泰拉一樣。以她的例子來說，問題就出在她覺得呼吸空檔的時間太短了，她解釋說：「我很清楚這應該只有三分鐘，因此，我需要快速地在三分鐘內完成這一切，並且去想——你知道——那些我該想的部分，安定下來。結果我變得有點恐慌，覺得會錯過這三分鐘，一點兒也沒有辦法放鬆。」

假如用那種要把事情做好的精神來進行呼吸空檔，它本身就會變成嫌惡的來源。當泰拉留意到自己想著，假如這件事眞的「能」讓她安靜下來，她必須「把它做對」。她自己注意到了這一點，決定採取不同的方式，她告訴自己：好吧，記得，沒有什麼目標要達成，**我所要做的就是注意內在所發生的一切——我的想法、情緒以及身體知覺，把注意力帶到呼吸和腹部上，然後打開覺察，把整個身體當作一個整體地涵蓋進來，剩下的自會迎刃而解**。

對泰拉來說，就像我們之中的任何人一樣，在這個簡單的練習裡，我們所面臨的挑戰和責任只是盡可能地把自己交託出去，並記得重要的是我們對此時此刻的態度——**我們到底給了什麼**。能從中得到什麼，並不是我們可以掌控的；而冒險的一部分，就在於我們盡可能地帶著慈悲，觀察在每天的生活中，什麼會突然來造訪我們，就只是這樣。透過這樣的方法，當我們又爲這些想法感到煎熬，像是**這沒有用、我沒有時間、我顯然沒有做對**時，我們可以將**這些想法視爲是自己確實需要覺察以及知曉的部分**。如果我們願意承擔起覺察生命的這份挑戰，我們只需要記得給自己一段時間做呼吸空檔練習，然後盡所能地在任何一刻之中，將自己全然地交託給它。換句話說，我們所能負責的是訊息的**輸入**，而不需要去擔憂所得到的**結果**會是什麼，特別是不需要去擔心它「有沒有效」。這個練習需要的是耐心和堅持，然後看看會發生什麼，僅此而已。

當泰拉隔週再進行呼吸空檔練習時，她決定把**允許**帶進這個練習試試看。她決定不需要一定得把事情「做好」，或是達到特定的結果，只要單純地投入練習就夠了。當她下次再回到課堂時，她對所發生的事情感到興趣。她說：「我注意到一些感覺，我不知道究竟是它們一直都存在著，而我沒有注意到，還是它們才剛發生。但可以肯定的是，這種焦慮的感覺是我從來沒感受過的。我懷疑它們一直都在那兒。」

從泰拉在這個階段的描述裡，我們並不清楚對她來說事情將會如何演變。但她的經驗的確顯示出，允許焦慮的身體知覺留在覺察之中，給了她機會從新的角度來認識它們，因此也才能看到許多新的層面，她稱之爲「消長」。

「我想我的身體讓我覺察到它們，」泰拉說，「然後我能專注於它們，你知道，感受正在發生的一切，過去我從未眞正留意過身體所發生的一切。我確信我很熟悉去留意自己的想法，但卻沒有對身體知覺這麼做過。這改變了一切。這麼做並不是要讓事情變得更好或是更糟，而是一種消長的過程，一種持續改變的質地與感受。」

呼吸空檔提醒了泰拉，整個內觀課程有一個很重要的核心訊息：學習如何能對大腦和身

就像所有的冥想練習，假如我們對呼吸空檔練習設定了目標的話，將會從同在模式再回到行動模式。

體中不斷變化的模式有不同的瞭解；帶著覺察，以接受和開放的態度來擁抱頭腦和身體中一再出現的這些模式，特別是覺得疲倦、低落或焦慮，以及難以抵擋腦袋裡的無意識反應和老舊習慣時。泰拉做了很好的總結：「我可以看到呼吸空檔的價值，在於去留意頭腦和身體中模式的消長及改變，而不需要去處理它；與它同在，而不需要那麼害怕。」

當事情又忙又亂時

漢娜發現當自己平靜的時候，可以進行呼吸空檔練習，但是當事情又忙又亂時，要進行練習就變得困難許多。「當我比較平靜的時候，要做練習很容易；當你可以看到烏雲罩頂的時候，也還可以控制得很好。但是昨天和今天，我眞的很忙，每個人都很趕，而我也來來回回地跑上跑下。」

漢娜意識到每一件事都很急迫，在這個狀況下，這個練習也跟著其他必須做的事情，糊里糊塗地一起被捲進了漩渦之中。她責備自己忘了做練習：「這眞糟糕，我應該記得呼吸並且把自己穩定下來，但是一切都手忙腳亂的，我今天甚至都沒想過要做練習。事情完全把我沖昏了。」

當使用「應該」時，漢娜的行動模式已經對於今天要不要練習的決定帶來了壓力。當這個衝動出現的時候，她非但無法做三分鐘的呼吸空檔練習，到最後只是不斷地惦念著它。在這裡我們看到行動模式是多麼高明：比較事情的實際狀況，與它們「應該是」什麼狀況之間的差距，並且試圖去拉近這樣的缺口，呼吸空檔淪爲思考與努力的受害者。

內觀是邀情也是寬容

我們現在到了一個關鍵點上，當我們最不需要的時候，卻好像最容易保持內觀；然而當很需要的時候，要維持內觀的能力似乎就消失了。想要避開這個惡性循環，我們必須要建立新的態度來抵銷舊有的習慣。當我們覺得困擾的時候，正是進行呼吸空檔練習的最佳時機。即使不能在事情發生的當下進行，而只能在事情發生之後才做練習，也可以幫助我們建立起看事情、瞭解事情以及反應壓力情境的新方法。也就是說，假如我們沒有辦法在接聽一通可惡電話的當下就做這個練習，或者即使我們一開始就不希望事情變成這樣，但還是要收拾殘局，這些時候都可以進行呼吸空檔的練習。因此，就算我們在一整天結束的時候，發現：**喔，我的老天啊——現在已經晚上八點了，我今天都還沒有跟我的身體和呼吸做過一次連結**，就在此時此地，只要我們有所覺察，就可以馬上練習呼吸空檔。**那個當下就是覺悟的時刻，就是練習和實踐呼吸空檔的最佳時刻**。我們不需要去擔心或強迫它，這個練習本身就會或多或少地影響生命開展的方式。經由持續練習，在內觀接納和寬廣的擁抱之下，行動模式這個用了一輩子的習慣將會逐漸消散。透過這樣的方式，每進行一次呼吸空檔練習，我們新學到的東西也就更加穩固一些。所以儘管想到，喔，**我已經好幾天沒有做練習了**，仍可以利用這個時刻來做練習。我們可能會想，**已經沒有必要；我錯過這麼多次了，我還是承認失敗，放棄算了**，這些想法都可以作爲提醒我們記得練習的信號。要不然，當我們爲了沒有去做那些「應該」要做的事而責備自己時，反覆思索的漩渦就有機會在彼時、彼地掌控我們。諷刺的是，反覆思索的循環可能至少會持續三分鐘！另外一個會讓我們把持不住的，就是被我能、我應該、我會、我本來等思想所擺弄——或者我們可以選擇不要這麼想。

內觀的練習是帶著寬容的，它示意我們可以重新開始，一次又一次地進行，而不需要在沒有辦法記得跟自己靠近時去評價自己，只要在任何可以進行的時間和地點，帶著仁慈來對待自己。不管過去有沒有這樣做，這樣的態度和堅持在當下練習的意願，都會增加下一次發生的可能性。當我們眞正需要全然地存在時，呼吸空檔會是個立即浮現腦海的順手選擇。

➘當我們覺得很亂的時候，做個呼吸空檔練習會很有幫助——即使是在事情發生後才做。

呼吸空檔練習後的選擇

將呼吸空檔練習當作是通過內心激動、陰鬱、擁擠及四處碰壁的絕境，到光明、清涼以及更具包容之地的一扇門，會是很有助益的。假如我們把呼吸空檔當作永遠的第一步，也就是以更內觀的反應來處理憤怒、害怕及其他諸如此類的不愉快感受，那麼我們一開始的重點需求就只有這扇門。然而一旦走過了這扇門，進入內心另一個不同的空間時，許多的門就會呈現在眼前，引領我們繼續前進，每一扇門都爲更爲內觀的回應提供了不同的選擇。我們需要有意識地抉擇接下來要打開哪扇門。有時候我們的選擇相當受限於所處的情境，儘管如此，我們永遠都可以選擇拾回這些機會，讓我們的練習更深更廣。

選擇一：重新進入

當我們完成第三個階段呼吸空檔的練習之後，最簡單的選擇就是留在那個狀態之中，帶著就位的新思維模式，在心理層面上再次進入當初促使我們使用呼吸空檔的那個困難情境，我們會發現負向的想法、不愉快的情緒、緊張的身體知覺、咆哮的老闆、尖叫的小孩都還在那裡，但我們現在能夠以同在模式去面對他們，以一種集中、從容、較爲開闊且較不自我中心的角度，而這可以讓所有的一切變得不一樣。

我們現在可以用就事論事的態度來面對，有技巧地回應當下的需要，而不是自然而然地反應，摻和著我們所經驗到的困難。一旦我們能夠處在這種心智模式裡，它本俱的智慧就能讓我們需要走的下一步更加清楚，而我們則是藉由盡可能維持內觀的存在，在每一刻根植在**身體經驗的覺察當中**，以支持這個更具智慧的模式。

有時候改變是非常微妙的。有一個成員這麼說：「星期三早上當我醒過來的時候，感覺很糟。我睡得不好，累得要命而且頭很重，又有一整天的工作等著我。我可以感覺到那種熟悉的絕望感又來了。當我躺在那裡覺得自己很可憐的時候，一部分的我想起了呼吸，我就開始做呼吸空檔。做完之後，我躺在床上一陣子，只是看著自己的呼吸，並且關注身體的知覺。奇妙的是，我感覺不一樣了——我仍然覺得很累、頭很重、很厭煩，但這一切不再感覺那麼悲慘了！」

雖然在情緒基調的改變並不明顯，但它實際上卻代表了在心智模式上巨大而關鍵的變化。每一個這種微小的改變，不論有多小，都可能開啓下一刻新的可能性。

這或許意味著你一次只要執行一個工作就好，而不是被還沒有完成的事情所淹沒；這或許意味著講完一通讓人挫敗的電話會覺得惱怒，但是不用覺得被瞧不起或是對方不尊重你；這或許意味著你可能會因爲跟同事爭執而覺得後悔，但並不需要一整天都因爲這件事情不斷地責備自己；這或許這也意味著當某件事讓你想起最近的一次失落時，你會覺得心情沉重，但不會對當時的場景或是對自己感到生氣，也不會掉到「我永遠也撐不過去」這樣無望的話語裡面。

當然，假如時間允許，我們總是能選擇藉由不斷地練習來增進這項新的學習：再做一次呼吸空檔練習，讓這種新的、更內觀的心智狀態更加穩固。但這裡面的危險在於，我們可能用一種目標導向的形式來進行練習——把它當作一種「修補」困難情況的工具。由這個觀點來看，假如第一次的練習並沒有辦法「有效」除去不想要的情緒，我們可能再試一次，也許這一次會更努力，這時候的危險在於試圖去把事情做好，實際上卻演變成問題的一部分。第一次的「失敗」與接下來嘗試著除去負面情緒，都會造成更多的負向情緒，這跟內觀的概念完全背道而馳。

我們會發現需要經常明確地提醒自己：三分鐘呼吸空檔練習的目的不在於（立即或者其他時候）清除所有的負向狀態，而是讓我們進入心智的某種狀態，而更有效、更清明地與負向狀態同在。雖然這並沒有辦法立即消除我們不希望持續的情境，但它卻給予我們自由以及智慧來回應，讓一些不愉快的情緒和艱難的處境可以被解決，而不會一直持續下去。最起碼我們可以停止餵養這些狀況，以免徒增苦難。

如果我們希望可以透過連續的練習來探索面對問題的可能性，較爲聰明的方法是限制自己在任何情況下最多只做兩次的練習。**我們需要牢記的是，如果運用得當，呼吸空檔練習只**

會是一種提醒的方法，提醒我們不管我們面對什麼事情，在當中體現內觀代表了什麼意涵以及感受如何。

選擇二：身體之門

我們強調過許多次，困擾的經驗常會帶來一種不愉快的情緒狀態，像是害怕或難過等等的負向情緒，以及嫌惡或抗拒的反應，常表現在臉部或身體肌肉上，像是皺眉；脖子、下顎、肩膀肌肉的僵硬；或是下背部的緊張，這些都可以被直接注意到。而我們用來轉換與這些困難情緒之間關係的主要策略，在於對這些部分保持覺察（第七章）。所以做完一開始的呼吸空檔，假如我們選擇進一步處理我們的情緒，那麼將注意力移轉到身體感受上，就是再自然不過的事了。

如同第一步驟的導引，盡可能將開放且友善的注意力引導到感到最緊張的身體部位上。

➘假如我們選擇重複地進行呼吸空檔練習，必須要確定並不是拿它來當作一種快速的修補工具——這麼做就違背了內觀的精神。

要這麼做的一個方法，是利用呼吸帶領我們的注意力，每一次吸氣時，將呼吸帶入那個區域；每一次吐氣時，將呼吸帶離那個區域，就像我們在身體掃瞄時所做的一樣。伴隨著每一次的吐氣，任何緊張、緊繃或是抗拒的反應，或許會自然地消散或放鬆。當這個部位放鬆時，那個張力或堅持的感覺通常會隨著呼氣而消散，雖然我們絕不刻意使它發生。假如發生了，那很好；但如果沒有，那也無妨。只要把覺察帶入那些嫌惡和抗拒的感覺就夠了，並不需要堅持一定要達到放鬆。透過與內心的對話：**柔軟點**、**開放些**、**接納吧**，提醒自己這麼做的目的就是開放並接納自己的經驗，這麼做會有些幫助。

一旦將注意力帶到感覺到的任何抗拒或嫌惡的身體反應上，我們可以藉由繼續保持和這些感覺的連結，來探索其中的可能性。持續地和它們接觸，便有機會用不一樣的新方法去面對和涵容它們。其中一種方法，就是持續讓對這些知覺的覺察與呼吸同在，也許帶著涵容的感覺，把它們放在柔軟、廣闊的覺察中。另外一種選擇是以刻意縮小、聚焦的專注力，去仔細探索緊張從何而來；它的邊界在哪裡，哪裡的感覺最強烈，這些感覺到底如何隨著時間變

↙**身體某個特定部位所感受到的緊張，會隨著呼氣自然地鬆開來，假如我們不試著去強迫它的話！**

化？不論選擇哪一種方法，我們都要努力保持並且滋養覺察，爲此，我們可以有意識地注入興趣、探索、善意以及熱情的品質。假如我們發現自己捲入了強迫或反抗的態度裡，可以溫和但堅定地擺脫它。再者，我們永遠可以透過拓展並開放對當下感受的覺察，像是聲音、空氣中的香氣、皮膚上的感受，來振奮和活化心智。

我們也可以用同樣的方式來面對負向情緒，提醒自己對這些感覺培養一種接納和開放的關係，會是有幫助的。我們可以告訴自己：**沒關係；不管那是什麼，它一直都在，就讓我對它敞開吧**。因爲把這些感覺留在覺察之中，所以我們會特別留意它們的任何變化。

對於強烈的不愉快感覺，我們發現「推進身體知覺的邊界」這個策略會有幫助。像之前所說的，這代表著盡可能地將注意力帶到強烈的體驗當中，然後在每一刻以極輕的手法盡可能地維持住它。當開始覺得受不了這種強烈感受的時候，以一種自我疼惜的態度，輕輕地、慢慢地將注意力轉移到其他較爲穩定且良性的焦點。舉例來說，我們可以藉由專注在呼吸的動作，將自己穩定下來，直到覺得可以再次去接近感覺比較強烈的區域。要做到這點，可以專注在呼吸本身，或是同時伴隨著對不舒服的情緒和身體知覺的覺察（也就是「與呼吸同在」）。藉由這種方法來嘗試，我們可以跟不愉快的經驗逐漸發展出接納的關係，這正是通往智慧與慈悲的道路。

蜜雪兒發覺，光是想到即將來臨的家族聚會，她就已經精疲力盡。「我不斷告訴自己，這麼久一段時間沒見了，能看看每一個人應該是好的，」她說，「不過一想起要訂機票，我就幾乎沒有辦法撐下去。」回到家的隔天，要訂機票的念頭再一次出現在她心中。她那時並沒有逼自己馬上打電話給旅行社，反而先做了一次呼吸空檔練習。幾分鐘之後，蜜雪兒發覺到胸口有股壓力，而且喉嚨有點緊緊的。她想到父親和他的女朋友珍將會參加這場聚會，這樣的念頭似乎增加了這些知覺的強度。通常來說，蜜雪兒會轉頭不去仔細檢視這個思考模式，然後告訴自己說，她可以決定「爲家人做正確的事」。但是這一次，她發覺嫌惡其實是她很熟悉的反應，並決定去靠近這個不舒服的邊界。當她在腹部跟呼吸連結之後，她將注意力移轉到喉嚨，並且將吸氣帶入這個緊繃感之中。她發覺這些知覺並不是靜態的：它們來來去去。這種緊繃被頸部肌肉的緊繃感取代了，而當她吐氣把呼吸帶離那個地方的時候，脖子有時候會變得比較輕鬆。她注意到一個想法的出現：**妳應該要歡迎珍進入這個大家庭**。很快又跟著另一個想法：**他怎麼會感覺這麼遲鈍？媽才過世六個月耶**。現在她感覺到喉嚨稍微哽住而且有種被掐住的感覺，憤怒與受傷的感覺出現在她心中，接著是對母親的難過與哀悼出

↙當某個經驗是如此地不愉快，而使得嫌惡反應就快要接管的時候，此時推進感覺的邊界是一個試水溫的好方法。

現，她仍然繼續做呼吸練習。她說：「就只要讓這些感覺在此刻進來，雖然我並不清楚最後會怎麼樣；這是我可以照顧自己的方法。或許這是一個開始吧！」

選擇三：思考之門

在呼吸空檔的第一個步驟裡，我們會注意到，那些充滿情緒的想法是經驗裡面最明顯的特徵。從第八章，我們也許能從當中辨識出一些重複出現的負向想法模式。在完成呼吸空檔第三個步驟之後，假如這些想法仍然在你的經驗中佔著主要的位置，你可以選擇開啓「思考之門」，有意識地決定用不同的方法來看待思考，這些做法包括：

- 將你的想法寫下來
- 看著想法來來去去
- 將想法視爲是一種想像事件而非事實
- 用你看待聲音的方式來看待想法
- 辨識出重複出現、根深蒂固的舊有思考模式
- 溫柔地問自己：

我太累了嗎？

我太快下結論嗎？
我想得太兩極化嗎？
我期待完美嗎？

主要的概念在於，基於先前冥想練習的經驗，我們可能已經發覺當負向想法升起時，可以用更具創意的不同方式來看待它們。在呼吸空檔練習中，我們可以運用許多不同的方法來提醒自己：想法並不是我們，也並非事實（即使是那些看起來像是事實的想法！）這樣的提醒將隨著時間逐漸累積，而產生深遠的影響力。

選擇四：熟練行為之門

在做完呼吸空檔之後，我們所能做的第四種選擇就是開啓熟練行爲之門。在第七章曾強調過，把接納和允許的覺察帶入不愉快或困難的經驗裡是重要的，但是這種新的態度並不意味著消極。一旦能夠意識到這些不愉快的情緒，通常面對它們的最佳處理方式，就是基於理性的選擇之下，採取深思熟慮的反應。

在這個時刻，行爲背後的動機往往是決定事情最後結果（有幫助或沒有幫助）的重要因素。如同第六章所提到的老鼠迷宮實驗，相同的行爲可以有非常不同的結果，端賴於我們的動機是基於逃避或是對經驗開放。假如是被想要除去這些不愉快情緒的動機所驅使，我們的行爲很可能帶來反效果，反而陷入更深的痛苦泥沼之中；相反地，如果是基於想要對自己更好一些，我們的行動就會有效地帶來更大的放鬆與解脫。

貝蒂運用呼吸空檔替自己在繁忙的工作之中找到一些喘息的空間。作爲一個會計師，她發覺自己非常容易受到報稅季節以及每一年的會計年度終了影響，這通常意味著每天加班，週末也要，而無法休假。貝蒂意識到自己上一次覺得憂鬱就是在這種情況下，因此她把咖啡時間當作是每天重要的一部分，下午時她會到外面買杯愛喝的綜合咖啡，並坐在店內的高腳椅上，一邊喝一邊看看店裡其他的顧客。有時候她就在附近的小飯館外帶晚餐，免得自己還要回家去煮。她說：「過去我總是要把手邊所有的工作都做完才肯出來走走，但是現在我有了新發現——『**是現在，不是待會兒**』：我需要放慢腳步，把眞正重要的時刻留給自己。」

低落的心情會影響兩種行爲：讓一些過去覺得愉快的事變得較不有趣，使我們喪失興趣或是想要放棄它；另外，低落的心情也會讓我們無法維持一般的日常活動，雖然這些活動並不會帶來愉快的感受，但是卻賦予我們一種對生活的控制感。憂鬱與低落的情緒會透過各種隱微或明顯的方式來耗損我們的能量，使我們無法從事那些最能自我滋養的活動。光投入或是再次投入那些活動，都可以產生意想不到的力量。

因此呼吸空檔練習之後的第四種選擇，就是刻意地選擇去做一些過去曾帶給我們(一)愉快的事（例如洗個熱水澡、遛狗、探訪朋友、聽一些宜人的音樂），或者㈡自主感、滿足感、成就感或是控制感（不管有多小）的事（像是收拾碗櫃或抽屜；或是做一些已經拖延了一段時間的事，像是繳帳單、寫信給家人或朋友、整理書桌等等）。即使只做了一點點事，都可以給我們一種對這個世界仍有影響的感覺，即便只有一絲絲的效果，仍然可以中和我們在低落情緒中所感受到的無助和失控感。假如是非常害怕與焦慮的情緒，那麼，採取行動來面對和接納我們長久以來都不敢面對的情境是特別有用的。將目標拆解成幾個小目標，一次處理一個部分，既實際又有幫助。不論你選擇了上述哪一種方法，當完成了一個任務或是完成了任何一個部分，都要記得獎勵自己一下。

在探索什麼是有效的方式時，可以內觀地對我們的憂鬱情緒做出回應。記著兩件事情是有幫助的：首先，**低落的情緒會破壞與逆轉動機本身**，一般來說，我們通常是等到想動作的時候才會行動，然而當心情低落時，我們必須要在想做之前就驅使自己去做。其次，發生在憂鬱中的疲勞和疲倦會誤導我們。不憂鬱的時候，疲勞意味著我們需要休息，在這種情況下，休息使我們煥然一新；然而，**憂鬱所帶來的疲倦卻不是一般的疲勞反應，這時我們所需要的並不是休息，反而是增加活動，即使只持續了短暫的時間**。休息可能使得疲倦更加惡化，在這個時候照著原本的生活作息，持續地參與一些日常活動，這些都是善待自己的好方法，即使當時我們的心情和想法都說這沒有意義。

最具挑戰的時刻通常是憂鬱突然襲擊我們，像是一覺醒來的時候。我們的第一個回應可以從做個呼吸空檔練習開始。這時候很重要的是問自己一些特定的問題：

- 「現在我該怎麼盡量對自己好一點？」
- 「在這個時刻，我可以給自己最好的一份禮物是什麼？」
- 「我不知道這樣的心情會持續多久，所以在這狀況結束之前，我可以怎麼樣好好照顧自己？」
- 「假如我關心的人遭遇同樣的狀況，這時候我會怎麼辦？我該如何用同樣的方式來照顧自己？」

當然，有時候即使有很高的意願這麼做，我們仍舊無法攔住自己；這會讓我們覺得好像越過邊界，進入了一種持續且強烈的負向情緒之中。此時重要的是，不管多微弱或多短暫，都要記得內觀的練習仍然是照顧自己的好方法。我們此刻所需要的，跟以內觀去面對一些不那麼強烈的負向情緒並無二致。當然在這種時刻，要能夠以不同的方式來看待負向想法挑戰性會更高。或許當那些改善情緒的活動在當下也完全沒有用的時候，**我們仍然可以或多或少將內觀放在此時此刻中，並且採取適當的行動來照顧自己，而不需要陷入徘徊不去的反覆思**

索狀態。

在這裡我們想說的是，當事情變得棘手時，我們的任務就是專注在每個時刻：盡可能地掌握每個時刻。即使面對目前的困難時刻，我們僅能做到百分之一的改變，但正因爲每一個時刻都可能影響到下一個時刻，一個時刻接著另一個時刻，因此這就埋下了巨大改變的可能性；一個看似微不足道的改變，未來將可能產生令人驚訝的巨大影響。

選擇的自由

在認眞思考了在內觀課程所學到的東西之後，路易挑出呼吸空檔練習是如何對他產生了助益：

「我體會到許多事情，但其中有一件是我想跟大家分享的。我瞭解到我把自己逼得多緊，這是我可以做得很好的一件事，所以我花了很多的時間在想該如何把它辨認出來。三分鐘的呼吸空檔練習幫了我很大的忙，我一天練習很多遍，有時候三次，有時候五次，有時候當我很猶豫或不知道……或是還有六件或更多的事情在那裡，而我只剩半個小時或一個小時去完成。就在這些時候，呼吸空檔練習眞的很有幫助……就只是坐著……去知曉……然後留著這種不知道的感覺……因爲有時候我眞的不知道這種壓力感從何而來。我需要去逼自己在這半個小時裡一定要完成這個計畫嗎？有時候我就是待在不知道裡面……不知道也不要緊。不去採取行動，沒把事情做完也沒關係，因爲對我來說採取行動太簡單了，這就是我生活中的壓力來源：採取太多行動，有太多的事情在手上要處理……因爲我覺得非得要等到所有的事都做完後，我才睡得著，我必須知道事情都做完了。但是，有時候這是不必要的。對我來說，這是很新鮮的經驗……不去做某些事……感覺也還好。這樣一來，也改變了我對時間的態度，這是我所擁有的時間，可以給自己一些時間去做些事情，你知道嗎？因爲如此，我變得不再那麼手忙腳亂了。」

路易提出一個很重要的觀點：並沒有一個簡單的方法可以回答「不同人的需求是什麼？」。有些人生活過得太過忙碌，所以需要從無止盡的活動當中抽身出來，找到一個平衡；而有些人則是發現自己所做的遠比所需要做的還少，所以問題就是找到一個平衡自己生活的方法，讓我們可以在某些時候更投入，也更有活力。要開始這麼做的一個作法，就是將覺察帶入此刻我們所在之處以及所感受到的情緒之中。這可以讓我們更敏銳和仔細地評估自己內在和外在的處境和狀況——不只是靠大腦，而是經由內觀的覺察。這個覺察會依次拓展我們所能做的選擇，並且提供更加合理、智慧且有效的選擇機會，而非跟著習慣採用的慣性反應。

選擇的增加是瞬間發生而且無法預料的，如同凱特在離開家幾天後，到學校去接她十五歲的兒子時所發現的一樣。

「我都忘了十五歲的男孩有多難搞，」她說到，「我問他這一天在學校過得怎麼樣，他生氣地回我：『妳每次都問同樣的事。』

我停頓了一下，發覺胸口有種緊緊的感覺，非常清楚。我意識到緊張與惱怒升起來了，這是我常有的反應。」

對凱特而言，不知為什麼，僅僅停頓一下，一瞬間的瞭解，聚精會神並且保有對身體的覺察，就足以讓這一刻過去而不需要反應。

凱特繼續說：「在這種情況下，我經常會對他生氣，或是一路沉默地開車送他回家。但這一次，我轉過頭去，我發現自己對著他說：『我很想你。』你知道發生什麼事嗎？他轉過頭來看著我，並且笑了，我已經好久沒看見他的笑容了。這真是個奇蹟。」

當我們面對舊有模式的時候，三分鐘的呼吸空檔練習能提供我們敏感度和選擇的可能性。這些舊有模式或許跟下列幾種狀況有關：用特定的方式來看待自己、用不健康的方式來處理情緒，或者讓自己瘋狂地忙碌，卻怪罪外在環境。這些習慣性的傾向仍然會存在；內觀練習不是要馬上改變它們，但它可以做的是帶來片刻的暫停，並且向我們呈現過去不曾看見過的選擇。我們的起點可以集中在呼吸，完全看清楚此時此刻所在之處，否則我們只會像往常一樣地被帶到自己的慣性之中，自然而然地反應，這正是路易所體會到的。

「我真的很感謝這種不知道的狀態，」他解釋說，「真的，因為這給我暫停下來的方法，讓我的心思可以投入到此時此刻。有時候一個想法跑進來，然後我判斷要或不要。但要我覺得能把它留在覺察當中也很重要，而不只是就自動去做某些事，像我過去一樣。」

當規律地練習呼吸空檔之後，我們逐漸發現有辦法改變與自己以及這個世界的關係。不管是過去我們覺得有困難的面向，或是一直以來都在逃避的情境，我們都和它們有了新關係。不論是內在或是外在的，這些情境傾向引發我們相同的反應——逃避、閃躲、壓抑。所以為了不屈服於這些愚蠢的策略，我們**轉向**去面對引發這些反應的情境。因為對困難的習慣性嫌惡反應，才是讓我們陷入痛苦的根本要素，因此有意識地轉身面對困難，即使只能朝著這個方向做到一點點，都可以使我們的生活方式產生重要的轉變。

【第四部】

要回你的生活

【第十章】

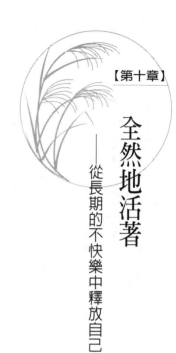

全然地活著

——從長期的不快樂中釋放自己

人們說，我們都在尋找生命的意義，但我不認為那是我們真正追尋的答案；我認為我們尋求的是一種活著的體驗……

——約瑟夫．坎柏，《神話》（Joseph Campbell, *The Power of Myth*）

《青蛙與蟾蜍——好伙伴》（*Frog and Toad Together*），是一本大人小孩都適合閱讀的童書，阿諾．羅北兒（Arnold Lobel）在書中講述了蟾蜍一天的生活。這一天開始，蟾蜍坐在床上，在紙上寫著：「今天要做的事項清單」。他寫下：**醒來**，這一項他已經做到了，因此他可以把它劃掉。接著，他寫下一整天的其餘計畫：**吃早餐**、**穿衣服**、**到青蛙家**、**跟青蛙去散步**、**吃午餐**、**睡午覺**、**跟青蛙玩**、**吃晚餐**、**去睡覺**。他起身並且依照著這份清單辦事，每當完成一個項目，就把它從清單上劃掉。當蟾蜍到青蛙家的時候，他說：「我的清單上寫著我們將會去散步。」所以他們照做了，然後他把**跟青蛙去散步**這一項從清單上劃掉。然而災難發生了：一陣強風將清單從蟾蜍的手中吹走，青蛙全力追著清單跑，但是可憐的蟾蜍卻什麼也沒辦法做——這並不是清單裡要做的事！所以，當蟾蜍坐在那裡一動也不動，青蛙已經跑了好幾里——但一點兒用也沒有，青蛙只能空手回到鬱鬱寡歡的蟾蜍身邊。蟾蜍記不得清單上任何剩下來需要做的事，所以他只是坐在那兒，什麼事也不做，青蛙也只能坐在他身邊。最後，青蛙告訴蟾蜍說，天色已經漸漸暗下來，他們也該回家睡覺了。「睡覺！」蟾蜍欣喜地叫了出來，「這是我在清單上所列的最後一項！」所以蟾蜍用樹枝在地上寫下**去睡覺**，然後再將它劃掉。蟾蜍很高興，至少自己將一整天都劃掉了，然後青蛙和蟾蜍就回家睡覺。

可憐的蟾蜍，只有一招！然而我們之中的許多人表現得就跟蟾蜍一樣，彷彿行動就是我們唯一的心理模式。大多時候，我們的生活也不過是一份比較長的「待辦」清單而已。

列出待辦事項並不是問題，問題是當我們沒有完成待辦的事項時，所產生的那種厄運即將降臨的感覺，以及隨之而來的短視、窄化的生活，造成了問題。在《多舛的生命之旅》（*Full Catastrophe Living*）這本書當中，作者喬・卡巴金述說了一個故事：一個叫作彼得的男人想要運用正念減壓療法，避免讓十八個月前發作的心臟病再次復發。某天晚上十點的時候，車道上的照明燈打開了，他發覺自己正準備要洗車。爲什麼呢？因爲在那天的某個時刻，他興起了需要洗車的念頭。從那個時候開始，既然這已經放在他的待辦清單上，而且他一直遵循著「假如有事情在清單上，就必須完成」的信念，因此毫無疑問地，他得把這件事做完。可以理解的是，這種生活態度會導致一種壓迫感，彼得總是感到焦慮與緊張，大多數時候，這種生活態度威脅到他的心臟與健康，而他甚至沒有意識到這一點。經過內觀訓練後，彼得對於自己的思考模式有愈來愈多的覺察，並且可以辨識出想法只是想法而已。在那一瞬間，他明瞭到自己不需要洗車子，不管是繼續，還是收工讓自己在睡覺前輕鬆一下，他是有**選擇**的。最後他決定停止。

被待辦事項所支配的生活模式傷害了彼得的心血管健康，並且威脅他的生命。不停和痛苦奮戰的我們，一旦讓自己的內在世界被待辦清單所控制，情緒健康就會受到傷害。這讓我們的生命暴露在危險之中，因爲行動模式不僅無法擋住憂鬱，還會讓生活受到侷限與束縛，使得我們最後只能在世界的一個小角落中存活著。

身爲人類，雖然我們並不全然了解，但每一個人的確都可以生活在同在模式的開放空間感之中，而且遠比我們現在有的還多。每當我們使這個可能性更眞實一些，即使只在一些小地方做改善，都愈能夠豐富自己的生活，並且提升心理健康。然而既然我們可以運用行動模式，熟練並有效地處理生活的許多領域，捨之不用而花更多的精力培養存在模式，這麼做是否不太明智？當然，要能活得更內觀，需要花上一些時間和勇氣。但是有許多人因爲參與以內觀爲基礎的認知治療課程（MBCT），而能投入這一類內在工作，我們可以從他們身上得到一些重要的鼓舞和啓發。値得注意的是，這一套正式的訓練課程只有八週，卻可以降低一半的憂鬱症再發風險。

「我感覺再也不一樣了。過去那些會使我極度沮喪或是惹惱我的情況，讓我心煩又激動；但現在都不常發生了。在短時間內發生的一切實在令人驚訝——讓我保持冷靜，而不會墮入失控的漩渦中。」

「在我來這裡之前，我並不知道什麼叫做活得沒有壓力。或許在我五歲時還有一些概念，但是我記不太起來。我已經看到不一樣的方式，而且就是這麼簡單。對我來說，似乎其他人都這麼過活，但以前都沒有人讓我知道。」

「我們都從這裡面學到一些東西，而且它現在是我們的一部分，再也不會消失。事實是，我知道它在這裡，而且必須自己來處理，而不是依靠別人的幫忙，依賴別人會讓我覺得自己像個失敗者，因爲我沒辦法自己來。事實上，我知道我的內在有某種東西，它幫助我控制自己以及處理所發生的事情。」

我們的理論、研究，以及其他人在內觀課程中的經驗，都指出有目的地培養覺察力的重要性。但是到頭來，我們所談到的這些都不足以取代個人體驗。每一個人都必須親身看到行動模式與同在模式對時時刻刻的生活品質的影響。爲了能夠開拓這樣的經驗，我們需要在日常生活中培養內觀，因爲這正是大部分痛苦發生以及呈現的舞台。就在日常生活的行爲以及互動當中，我們能夠有機會更加覺察行動模式的逃避所造成的結果，以及直接去感受進入同在模式之後所產生的各種轉換的可能性。

總之，只要安頓於同在的思考模式裡面，活在內觀的覺察之中，就是一種讓我們完全清醒、全然活著、做回自己的方式。不管結果是什麼、無論到什麼程度。這並不妨害我們去完成任何事，或者阻礙我們對自己、對世界帶來重大的改變；這主要是關於有智慧的行動，一種從同在當中流露出來的，「內觀式的行動」——假如你願意這麼稱呼的話。首先我們瞭解到存在的經驗就是如其所是，如果要做出選擇，我們可以有意識地採取某些恰當的行爲來照顧自己，或是慈悲地回應某些情境，如同下面所舉的兩個例子，他們都用自己的方式做到這些。

佩姬的故事

佩姬有份吃力的工作，她爲不同機構的看護提供諮詢，教導他們怎麼照顧好困難個案。每天早上她都帶著害怕醒來，開始擔心該如何處理這一天必須面對的問題。事情每天都在變，但不變的是這些事底下共通的主題：她害怕自己處理不來、害怕無法解答擺在眼前的困難、害怕事情會失去控制、害怕自己不符合別人的期待，並且害怕每一件事情會出現可怕的錯誤。在最糟糕的那幾天裡，這樣的擔憂引發佩姬反覆、全面性的害怕感受，她感覺自己的心墮入眼前的一片荒蕪之中：**喔，老天爺啊，事情總是像這個樣子。我絕對沒有辦法找出辦法來；事情只會這樣一直持續下去，我永遠都無法安心自在或是放鬆了**。

在參加內觀訓練之前，佩姬嘗試處理這些擔心的方式，是當每天躺在床上的時候，先想著有哪些最主要的問題，並藉由處理這些問題來取得某種程度的控制感。她會指認出這些擔憂，預判哪些可能會出錯，思索自己要怎麼做來避免這些錯誤，也確認自己已經做了所有必須要做的，或者計畫該如何補救問題，並且避免那些她害怕和恐懼的情境。有時候這個方法似乎能減緩佩姬的害怕，但這樣的效果無法持續，第二天早上她還是在諸多害怕當中醒來，擔心著即將來臨的新問題。

在完成內觀的課程之後，佩姬有什麼不一樣呢？首先，在起床之前，她專注地把注意力帶到她的身體，開始覺察到胃部的緊張感以及身體的僵硬感，圍繞在緊張的周圍，彷彿她已經開始在抵抗。接下來，她再將注意力放到自己的感覺，那種恐懼、害怕以及焦慮的感受上。當她開始覺察到這些感受多麼令人不舒服、自己有多討厭它們、多想要除掉它們，嘆了一口氣的同時，她明瞭到自己被這些感覺弄得多麼精疲力盡。而她也領悟到，問題解決或是修補感覺是不可能持久的。儘管努力去做，她或許能某種程度地掌控每天要面對的這些緊迫問題；但當夜晚來臨時，這些白天努力達到的脆弱控制感又會消失，就好像意識的某部分被全然瓦解。她當場發覺到，自己「晚上的思緒」和「早上的思緒」串謀在一起……在她醒來的那一剎那，用一組新的憂鬱來打擊她（她這麼描述）。感覺彷彿內在某部分的意識不斷地讓她注視著憂慮以窄化她的注意力，用這個方式一直在反抗她。

透過培養內觀的能力，佩姬發覺當她擴大專注來含括當下的全部經驗時，她能夠指認並且區辨經驗中四種不同的成分：㈠不愉快的身體知覺；㈡不愉悅的感覺，像是恐懼和害怕；㈢之前與感受有關而未說出口的負向想法；㈣當天關注在特定問題上所產生的擔心。

受到思考角度擴大的激勵，佩姬在看待自己的困難時，做了一個關鍵性的轉變：與其和那些從憂慮當中產生、令她害怕的未來想像搏鬥，倒不如重新調整自己來面對當下所經驗到的眞實。她明白自己不能夠控制擔憂的內容——這在她入睡時就已經形成了，而且她心理上愈急著想去解決、去改變些什麼，就會變得愈緊張。不僅如此，她也明瞭將注意力擺在擔憂的內容上，絕對無法提供一個長遠的解決方式。如同她說的，「總還會有另外一個擔憂」，假如擺平了一個擔憂，另一個馬上又會跳出來，取代前一個。她終於明瞭，只要她注意力放在擔憂的腦袋所不停製造的想法上，一切只會回到當初，不會有什麼改變；她永遠只是在處理那些枝微末節的症狀，而不是治本。

有這樣的啓發之後，佩姬放心地進行她爲自己發展出來的練習。每天早晨，她開始面對醒過來時等著她去經驗的一切，她會迎接那些卡在胃部或喉嚨的可怕感受，徹底地去瞭解這有多糟：「你在這，我看到你了。」然後，她並不會逃開或是閃躲它，而是探索這令人討厭的感受，把它只當作是一種感受。這種感覺像是什麼？還有沒有其他的感覺伴隨著它一起？她知道這些感覺的存在，意味著在某個地方有某件事讓她覺得是個威脅。但是，這裡出現了一個重要的轉變：她不再認爲自己和這個威脅的內容有關，也不試著去解決那些她想像未來可能發生的困難和威脅。取而代之地，現在的她主要關心的是對於當下感到威脅的情境，給予更大的覺察和接納。隨著這樣的改變而來的，是了解到眞正需要的是仁慈與溫柔，而不是分析性的問題解決——你並不需要知道今天早上發生的種種細節；這些細節並不重要，眞正重要的是對你自己的那份仁慈與溫柔。

假如佩姬有時間，她會用仁慈包圍這種可怕的感受，運用呼吸將溫柔的覺察帶入其中。這並不是一種除掉感受的狡獪方式，而是將善意延伸到經驗的各個面向裡。當她用呼吸帶著覺察進入感覺的時候，通常會出現一個畫面：這種不舒服的感受就像是在海邊的一塊岩石，周圍的海水正輕柔地包圍著它，而海浪則跟隨著她的呼吸節奏，每一片浪花都輪流地輕輕拍打著這塊岩石，帶著謹慎和關愛來照顧它，用溫暖和慈悲輕柔地環繞著它。這樣的效果磨平了這塊岩石的稜角，而伴隨著可怕感受的身體知覺也不再那麼強烈，逐漸減小。有時候感覺並不見得會消失，但會變得比較不那麼重要，不再是一件需要耗費全部精力去搏鬥和對抗的事。

假如沒有時間想像，佩姬會刻意地將帶著仁慈與溫柔的注意力，放在當天所要進行的事情上（「這是感覺告訴我，我現在所需要的」），當作是把善意和自我照顧帶入她所要面對的困難中。

佩姬發現害怕仍會來臨，但不再那麼頻繁了。而且當它出現時，她也能夠如實地與它共處，而不再喚起過往那些害怕或恐懼出錯的經驗，或是將它解釋為自我無能或生活裡出了大差錯的徵兆。現在她將感受視為當自己處在壓力狀態下，需要更溫柔、更仁慈、好好照顧自

當你感到威脅時，比起再多分析式的問題解決方法，一些對自己的仁慈與溫柔，是更有智慧與技巧的回應。

己的一種提醒。

就像第四章所提到的那個剛出家的僧侶，佩姬明白若是試著用修補，或把這些令人不舒服的想法和感受關在外面的方式來趕走它們，並沒有任何幫助，只是徒增自己的無助感而已。她的擔憂只會一直將她吸回去，因爲她想著這些擔憂應該被處理掉，她心裡不停地啓動行動模式：補救、分析、判斷以及比較。最後，她開始看到這整個思考模式其實是一個轉換到同在模式的機會。她瞭解到，帶著輕柔的堅持，她可以有意識地將注意力擺到所經驗的每一個當下，不管是內在或是外在。她也發覺到自己需要做的，就只是對每一個升起的體驗保有不帶判斷的覺察，這通常可以幫助她擴展對自身的覺察，將身體作爲一個整體含括進來。這也同時讓佩姬體驗到每一個時刻所發生的一切，並且以直接而非概念性的方式來看待自己的經驗。她找到了一個不同的立足點：站在大腦不斷湧出的想法和感受的背後，有點像是站在瀑布的後面；她可以往前更靠近它，看到它的力量，但不會被拉進去落到深淵之中。

大衛的故事

自從在第一堂課注視著那具有皺摺、閃爍反光以及飽滿色澤的葡萄乾後，大衛對於內觀的探索充滿了熱情。這樣的經驗喚醒了他過往人生中最珍惜的一段回憶：多年前當大衛還是個年輕人，他坐在人煙稀少的海邊沙丘上，遠眺閃耀的大海延伸到海平線；或是在星期天早晨精神飽滿地醒來，拉開窗簾，看見一大片下雪後的銀白世界。這些時刻都讓他感受到跟這個世界合而爲一，完全活在當下，並且爲活著充滿了感激。

對大衛而言，瞭解自己可以藉由改變注意每個時刻的方式，而使所經驗到的一切變得不一樣，著實賦予他很大的力量。他投入於把內觀帶入生活的各個層面。隨著時間的推移，他學著把專注在身體知覺這件事擺在最前面，作爲他和當下經驗連結的一種方式。當他一醒來，便有意識地進行三次內觀式的呼吸，並隨著每一次的呼吸，感受腹部的鼓起與凹陷。在預估和計畫每天要做的事情時，他會運用身體知覺作爲焦點來集中自己的注意力，免得注意力渙散掉。在洗澡時，他藉著和水碰觸的感覺來提醒自己全然地進入此刻的體驗，並聆聽身體的知覺——當水潑濺到皮膚時的震顫，擦肥皂時手腳的移動。當他穿上衣服時，他會刻意誇大套上襯衫和綁鞋帶時伸展與彎曲的動作，提醒自己傾聽肌肉的知覺，就像是練習內觀瑜伽的時候一樣。

大衛也改變了與家人共進早餐的方式，收音機不再播報著新聞、全世界的天災人禍和當地的交通，在這一家子準備好要開始這一天時，它再也不是重要的角色。大衛也不再一邊翻看著報紙，一邊自動地把食物送到嘴裡，不知道吃的是土司還是玉米片，喝的是咖啡或茶，或是大聲嚷著找不到書包的是哪一個孩子。現在他對這個時刻注入比較多的覺察，將這些時間都留給內觀式的存在：大衛想要如實地存在，也為著早晨的這些時刻，為著自己以及家人，畢竟，這不就是他的生活嗎？

大衛上班的途中會經過一些平交道，常遇到柵欄放下來阻擋車輛的行進，好讓火車通過。以前他會帶著嘆息說：「喔老天，又來了！」然後趴在方向盤上枯坐著。現在他的反應是：「好吧！我可以利用這個機會做呼吸空檔練習。」當時間足夠時，他盡量做足三個步驟——這時他的眼睛當然是睜開的，才能趕上柵欄升起的時候。當與此時此刻再度連結起來時，他有意識地努力帶著內觀來開車，留意他的手指碰觸方向盤的知覺、背與臀部接觸椅子的感覺，以及透過擋風玻璃所看到的景色——路上其他車子的狀況，它們的顏色和行駛的方式。當他抵達公司的停車場時，他再也不覺得光想到一天要做的事就感到精疲力竭。

透過有意識地努力讓自己全然覺察所處的大多數時刻，大衛已經轉換且豐富了他的生活品質，不僅僅是早晨的時光，還包含他的傍晚以及週末，家庭生活也變得更加充滿樂趣，而不再是一種負擔。但是他的其他生活呢？在他平日耗費在工作上那些醒著的時候呢？

事情並不像想的那樣簡單。大衛大部分的工作是「在腦子裡面的」——思考、計畫、寫報告，而這些都有緊湊與迫人的期限。雖然已經準備好去承擔這一天，但當大衛試圖將內觀帶入這些活動時，就是「一點用都沒有」——似乎不太可能用他吃早餐、聽音樂或跟家人在一起時的內觀方式，來處理這些工作上的事。一開始工作時，他或許帶著明確的意願要維持內觀的覺察，但是當他坐下來回覆電子郵件、寫報告、構思計畫，或是跟客戶預約會議行程時，他就「失控了」——他被這些事情沖昏，整個人掉到任務裡，要想出高明的解決方式，要看起來很精明、避免把事情搞砸。但每當他察覺到自己已經跟此刻的經驗脫軌，事情反而變得更糟——他會開始對自己的工作方式感到失望和憤怒，這似乎把他才剛在其他生活領域所經驗到的快樂可能性都搶走了。

大衛偶爾會做一次呼吸空檔練習，有時候這麼做眞的有幫助，能幫助他聚精會神、重新組織，並把目前發生的事情看得更清楚。然而更常發生的是，他在第三個階段時，總覺得自己仍然沒有辦法具備在其他生活層面進行呼吸空檔練習時所體驗到的廣闊與清晰。此時他感受到有一股壓力，必須回到手邊的工作——將眼前的事情趕快辦好，然後他就可以開始研究該如何在工作上變得更加覺察。但是，每當他完成一項工作之後，另一件又已經在那裡等著他，需要他的注意力。所以他深埋在事情裡面，想盡快完成，然後才有空來內觀。但是，這個目標就像彩虹的盡頭，不斷地逐漸褪去，儘管他是這麼努力地想達成它。

一段時間之後，大衛不情願地接受這個「只能繼續忍受工作」的事實；看起來他的工作場所是內觀到達不了的地方，所以他決定將精力放在工作前、工作後的內觀，而在工作的時候「關掉」，只要低著頭努力完成那些該完成的。但那種有事情出錯的感覺並沒有消失，他開始幻想放棄工作、舉家搬遷到鄉間過簡單的生活，種植自己要吃的食物，飼養一些動物，或許當一個陶工。他考慮在這幾年要更辛苦、更努力地工作，等到存夠錢之後，把這一切都放下。

幸好大衛持續練習內觀法，也閱讀有關冥想的書、聽錄音帶課程，並且參加冥想老師們的現場演講，更進一步地研究它。這些再加上他自己的練習，經過一段時間的浸淫，大衛的觀點改變了。對他產生很大幫助的第一件事情是，在他看的書當中，他偶然讀到一段清楚的論述，提到內觀適用於全部的生活，而不只是那些較容易培養的生活空檔而已。他從中得到一個清楚的訊息：嘗試著將生活切割成哪些部分可以進行內觀，哪些部分不行，這個做法是行不通的。接下來，他發現自己並不是唯一遇到這種問題的人——即使是有名的冥想老師們，也不見得能輕易地將內觀帶入那些需要很多「腦力」活動的工作裡！一行禪師是一位受人尊敬的知名越南籍冥想老師，他透過許多的著作和靜修活動，將內觀介紹給數以千計的西方人。他說有一次他發現，在手工裝訂書時維持內觀是有可能的，但是寫書時要維持內觀卻很困難。另一位也是作家的冥想老師敘述到，他每天早上是如何將自己綁在電腦前，確保自己能夠努力進入寫作，讓文字可以流洩而出。大衛發現這些自白大大地釋放了自己，他發覺沒有辦法將內觀與這些「用腦的工作合併在一起，並不代表他有什麼地方不好，因爲在文字型概念的工作中原本就很難維持覺察。另一位著名的老師，描述當他寫作或做一些需要「動腦」的工作時，他會每半個小時做一、兩分鐘的練習，經由聆聽感官的覺察來轉換心理模式：他會繞著房子四周進行內觀的行走，感受身體的移動、空氣拂在臉上的冰涼感，並聆聽鳥鳴聲，透過這個方式來進入（不管多短暫）同在模式，與其重新連結，免得離它太遠。

這個方式給了大衛啓發，他盡可能地重新調整自己想將內觀帶入工作的意圖。瞭解到這麼做的困難，著實讓他鬆了一口氣，因爲不用再覺得自己「應該」要做得到這件事，卻感覺像是個失敗者。他也發覺「模式暫停」（mode breaks）的好處，他通常會站直，緩緩地伸展，集中注意力在呼吸上，並在他所站之處專注於腳底板的知覺，連結腳底下的土地，以及當身體往上緩緩伸展時，整個身體的知覺。但是他仍然發現自己會負面地比較著那種在工作以外所能維持的同在和清明程度——他仍然察覺到現在跟那種內觀還差一段很遠的距離。行動模式並沒有讓他忘記，他現在的程度跟他想要達到的目標之間，仍然存有差距。

在某一天，他偶然看到另一個冥想老師賴瑞．羅森伯（Larry Rosenberg）對內觀生活的指引：

週期性地打斷「腦力」的活動，並擴展對周遭世界的覺察，能讓我們不至於跟同在模式離得太遠。

每天練習內觀的五個步驟：

㈠如果可以的話，一次只做一件事。

㈡投注所有的注意力在所做的事情上。

㈢當心神遊移時，將它帶回來。

㈣重複第三個步驟數十億次。

㈤檢查你的分心狀況。

大衛發現一到四這些無價的步驟，是幫助他在生活中變得更加內觀的指引。他特別欣賞步驟四的智慧與幽默，但是他卻從未眞正達到過第五步驟，事實上，他不太確定這句話到底是什麼意思。因此，他決定應該把呼吸空檔練習也含括進來——畢竟呼吸空檔練習的第一個步驟，是對於想法、感受以及身體知覺等經驗裡發生的事情變得更覺察。到目前爲止，他對第一個步驟的態度是很輕忽的，就他來看，那只是往下進行眞正重要的第二和第三步驟之前，簡單地看看自己的經驗而已。現在他在第一步驟停留更久的時間，刻意更仔細地檢視自己在工作時，每一次做「模式暫停」所經驗到的想法、感受以及身體知覺。結果他被自己的發現嚇了一跳：痛苦、不滿的程度，以及感受中的渴望；有多少次他的想法圍繞在「我不要這個——我要那個」；身體緊張、抗拒及嫌惡的程度。大衛嚇壞了。但是對於這些現在才發現到的痛苦，他也覺察到一種慈悲感受的開始。

當大衛持續地運用呼吸空檔練習來探索時，他逐漸察覺到處於行動模式的心智很忙碌。它到底想要幹什麼？它一直忙於它總是在做的事情：計算目標和事情目前的狀態之間是否符合，差距多少。對大衛而言，行動模式的運作代表著他正在比較自己工作時的狀態，以及他所渴望的內觀、清明及平靜狀態之間的差距，這造成了過程中更多的痛苦。他正在經驗的是一種「渴求」——期待事情可以不是現在的樣子。一次又一次，大衛覺察到這使得他痛苦不堪，最後，他不只腦子裡知道，連骨子裡都深深地知道，是自己造成這樣子的折磨。而這種領悟帶來一種慈悲的反應：爲什麼不幫你自己一個忙，就此放手呢？他想到「我並不需要追求快樂」這句話，當他對自己這麼說的時候，眼前突然明亮了起來，彷彿就像是背負了好長一段時間的包袱頓時卸下，他感受到快樂了！

大衛持續做著同樣的工作，他仍然沒有經驗到（他知道可以在生活中其他時候辦到的）相同的清明與平靜，但是現在他可以比較輕鬆地待在工作崗位上了。就像佩姬，大衛已經能用更多的寬容和慈悲來回應所處的惡劣情況，好好照顧自己。他現在發自內心地明白，內觀

➘放下以追求快樂為目標，就可以鋪下一條路，讓快樂自己呈現。

不僅僅是投入更多的專注在樹的顏色或是鳥的聲音上面，跟它們一樣愉悅。他知道內觀帶給自己一種可以分辨心智運作模式的方法，哪些可以幫助我們，而哪些會製造長久的苦痛。而且他發覺每一個人都可以發現屬於自己的方式：我們的頭腦、身體和心靈都有著深刻的智慧泉源。

這並不是說那些困難的情境、擔憂、記憶或人物，會因爲內觀而變得毫無影響，或我們會對它們漠不關心，而是當我們帶入此刻

每日的內觀

這裡有一些佩姬、大衛還有其他參與內觀課程的成員覺得有幫助的技巧：

- 當你早上醒來，下床之前，把注意力帶到呼吸上面，至少做五次完整的呼吸，讓呼吸「自己來」。
- 留意身體姿勢。當你從躺的姿勢變換成坐、站立或是走動時，覺察身體以及內心的感覺，留意每個變換姿勢的時刻。
- 當你聽到電話鈴聲、鳥叫、火車經過、笑聲、喇叭聲、風聲或是關門的聲音，使用這些或其他任何聲音提醒自己全然地進入此時此刻，眞正地傾聽，清醒地留在當下。
- 在一整天中，花一些時間把注意力帶到你的呼吸上，至少做五次完整的呼吸。
- 吃或喝東西的時候，花一點時間專注在呼吸上，把覺察帶入觀看、嗅聞、品嚐、咀嚼以及吞嚥食物的時候。
- 當你站立或走動時，留意你的身體，花一點時間留意姿勢。注意你的腳掌與地板的接觸。當你走動時，感受一下空氣在你臉上、手臂以及腿上的流動。你是否急著進入下一個時刻呢？即使當你很急的時候，試著與「急」共處；與自己核對一下，是否不必要地告訴自己所有的事情都將出錯？

・將覺察帶入傾聽和說話時。當你傾聽的時候，可以不要去想同意或不同意嗎？不要掉入喜歡或不喜歡，或不去事先計畫輪到你的時候要說什麼嗎？你可以只說你所需要說的，而不多說或少說嗎？你可以留意自己的心和身體感覺如何嗎？你可以留意到你的語調傳達出的意思嗎？你覺得你的發言有比沉默更好嗎？

・當你在排隊的時候，利用此時留意你的站立與呼吸，感覺腳掌與地板的接觸，以及身體如何感受這一切。留意你腹部的隆起與消降。你覺得沒耐心嗎？

・在一整天當中，留意你身體緊張的地方，將呼吸帶入那裡，當你呼氣時，把多餘的緊張帶走。留意身體所累積的緊張——頸部、肩膀或胃部、下顎、後背有緊張的感覺嗎？去認識自己的嫌惡反應模式（詳見第七章）。如果可以的話，一天做一次的伸展運動或瑜伽。

・集中注意力在每天的日常活動，像是刷牙、梳頭髮、洗手洗臉或是穿鞋子的時候，將內觀帶入每個活動。

・在你晚上睡覺之前花幾分種的時間，將注意力帶到呼吸上，至少做五次完整的呼吸。

的覺察時，會爲它們創造出更大的空間，大到足以把它們當作只是經驗的一部分。我們會發覺自己開始製造出更多此時此刻的空間，不論身處在什麼樣的情況下，都可以瞭解並且包容各種層次的自己。我們會以一種全新且不同的方式信任自己，發現其實現在的自己也還不錯，並接納這個自己。我們會開始感受到對所擁有的生活萌生感恩的心情，而不再去捕捉我們幻想的生活。當生命在面前一時一刻地展開時，我們會決定去接受這個機會，可以去觀看、去品嚐生命爲我們準備的這份美好。這正是內觀的驚奇，也是活著的奇遇。

當我們的心思不斷地想著在旅程

終點有哪些等著我們的獎賞或危險，這切斷了對豐富生命的體驗，也切斷了我們分辨過程中每一刻滋味的能力。對任何一個時刻來說，這似乎不是什麼大的損失——但生命中所有失去的時刻，本身就是失去了整個生命。

對大多數人而言，悲慘的並不是生命太短，而是在開始眞正地活之前，浪費了太多的時間。只要我們允許，經由練習內觀所發現的智慧本源，最終會向我們展現那些因缺乏覺察而生的巨大、悲慘折磨。如果我們有勇氣去培養覺察，它將會讓我們看見、停留並珍惜在每一個此時此刻當中的深沉平靜。當我們有機會的時候，它也會帶領我們去體驗全然地活著——就在此時此刻。

不間斷的愛

這個時刻即將來臨
帶著喜悅，
你將迎接自己
回到家門口、在自己的鏡子前，
你和他微笑以對

然後說，坐下來，盡情地吃吧。
你將會再一次愛上那個陌生人，他就是你自己
遞上酒、遞上麵包，也把你的心
還給了他，給這個愛著你的陌生人

愛了你一輩子，你忽略了他
為了另一個人，他卻打從心底認識你。
取下那些放在書架上的情書，

那些照片、那些絕望的紙條，
從鏡中撕下你自己的影像。
坐下，盡情享受你的生命。

德瑞克．瓦科特（Derek Walcott）

【第十一章】

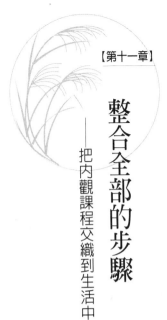

整合全部的步驟

——把內觀課程交織到生活中

在閱讀本書的同時，無論你是否已經先嘗試做過書中的練習，現在你也許被吸引，打算有計畫地投入並親身體驗這整個課程。在本章中，我們將帶著你一步一步地走過這個專爲憂鬱症設計的認知治療計畫。這個課程以訓練內觀爲基礎，共有八個回合。學習本課程最佳的方式就是空出八週的時間，並且願意承諾在此期間，每天都利用一個小時來學習這裡所提出的冥想練習及活動。

警告

如同我們在本書一開始提到的，如果你現在正處於臨床上的憂鬱階段（詳見第一章的診斷標準），我們建議你暫時先不要著手練習全部的課程，而是等到已經度過最糟糕的時刻，並且感覺正在好轉時再來進行。

就好像學習其他的新技術一樣，進行此處所描述的內觀練習，將會涉及學習方法上的改變。以游泳爲例，到了某個時間點，教練將不再只是用說的來教導我們該如何游泳，而是要引導我們下水練習。若光只是**講解**如何在水中漂浮，那麼不管教練講解得多麼傳神都不夠；我們必須要自己親自下水**體驗**才行，內觀練習也是同樣的道理。就像練習游泳一樣，要從只是嘴巴上說說怎麼做，轉變成眞正直接去經驗那個過程，確實是有點嚇人（尤其對我們這些已經習慣在生活中其他領域都有亮麗表現的人來說，更是如此）。

在上述的兩個例子當中，我們都需要持續地練習。只是把腳沾濕是沒辦法學會游泳的；同樣的道理，如果只是進行個一、兩回合的冥想練習，就長期來看，大概也沒有多大用處。內觀冥想有時候會讓人覺得很刺激且具有啓發性，但也可能會使人感覺非常無聊，這種感覺無聊的狀態在剛開始練習的階段尤其容易出現，要直到我們已經學會如何處理頭腦狀態以及類似厭煩的感受時，才會改觀。在各種不同的時刻，我們當然會心浮氣躁、失望以及失去耐心，此外，也會有許多其他類型的心理和身體狀態。只要我們記得：在任何時刻保持自我覺察，便可以對這些事情泰然處之，那就一點問題也沒有了。

我們接下來會以每週爲單位，來介紹每天練習的新內容，因此在這八週當中，你所學會的內容將會持續增加，同時也會更深入精髓。花時間慢慢做這些冥想練習是很重要的，即使有時候會覺得很困難、無聊或是某些練習一直重複，還是要盡可能地遵循書中的指示。如果眞的感到有些練習很困難時，以成果爲導向、沉溺於行動模式的心態，可能會動了想趕快進入下個練習的念頭，企圖藉由這麼做來重獲平靜。不過，想看看你是否還記得這些練習的目的，並非努力達成某個目標，也不是想放鬆自己或是尋求心的平靜。如果在練習時浮現了愉悅的感受，這不過是進行練習時我們樂見的附加結果，但它絕不是這項練習的目的所在。如果要說有任何「目標」可言的話，就只有請你帶著坦率開闊的心胸，在面對體驗過程中所產生的任何感受時，能夠全然地身處其中，去覺察，去全然活著，並且活出已存在內心深處的完整自我。

毫無疑問地，冥想的練習是需要努力的，但是比較聰明的努力方式是有耐心、願意承諾，並且有信心，而不是一直檢查自己到底已經有多少「進展」，以及距離自以爲是的「終點」還有多遠。這就有點像是你希望一隻蝴蝶能停在肩膀上，但如果你想嘗試讓這隻蝴蝶這麼做，在牠不乖乖就範時，你變得愈來愈焦躁，那只會讓這件事情更不可能發生；到最後，你只能放棄嘗試，然後看看這隻蝴蝶是否會自己停在你身上。

想要藉由本書中所描述的各種練習來進行更正規的內觀修鍊，比較明智的做法就是以每日為單位，不去擔心時間的問題，嘗試著把這些練習時間當成專屬於自己的特別時光，並為了這個理由而保護並尊重它。為了自己而耗費這些時間，並不是一件自私的事情。相反地，不管我們會由此發現些什麼，花這些時間來讓自己學習如何身處當下，其實是有智慧且疼惜自己的做法。

要努力布置出一個特別的地方並找出特定的時間來練習，代表著你可能要稍微重新安排生活。在我們之中只有少數人能夠每天抽出一點時間，是還沒有被家庭、工作或睡眠給佔據掉的空檔。因此，接下來的八週，上述的這些責任可能必須調整或重新安排。就算只需要花兩個月的時間，有時候想要重新安排生活還是會很困難。但做到這樣的承諾是非常必要的，我們必須不畏艱難地堅持下去，這就是內觀固有的訓練方法之一。否則原本想要進行練習的珍貴意圖，必然會被其他看似更重要的事情給榨乾。行動模式的心智一定很樂於提供一些使人不得不然的情況，好讓我們有藉口可以「今天」暫停練習，或是偷工減料。

你可能會發現，最有效的方法就是每天早一點起床，把那段時間拿來專心練習。如此一來，也許你會需要早點上床，好讓早上的練習不至於犧牲了必要的睡眠時間。當你安排好了時間和地點，最好布置一下，讓自己感到溫暖且舒適，並且把自己的計畫告訴身邊有必要知道的人，這樣就不會被在中途被干擾或打斷。如果在特別安排用來練習的時間電話響了，而且旁邊剛好也沒有人能夠去接電話，看看是否能讓它繼續響，不管電話是誰打來的，都嘗試著讓自己「不在」，而只爲自己「存在」。單單這一點就是很有效果且具教育性的練習，特別是在這個人人有手機，且每天二十四小時、每週七天都有人在互相聯絡的時代。我們可以換個角度，把這段時間看成是我們跟自己連結、互相交流的時間，這是我們所有人都愈來愈少做的事。

儘管有時候在做練習時，我們必須應付一些外在的干擾，但眞正最棘手的，其實是來自於內在的「阻礙」。我們其實常常在干擾自己，當我們因爲想要專注在特定的焦點，而開始觀察起自己的心智活動時，這一點就變得非常顯而易見了。來自內在的阻撓可能有很多種不同的形式，例如散漫的心思、渴求的念頭、好批評的心智、愛做計畫的想法、擔心的念頭，以及強迫不斷重覆的意念。我們將會不斷地被一些剛好想起來必須去做的事情所侵擾，且伴隨而來的感覺是必須「馬上就做」。如果這種情況眞的發生了，看看你能不能對自己做個實驗，嘗試著讓這些想法和計畫、批評和及自我對話在心裡來了就去，就好像空中的浮雲一樣。不要對每一件事情都做反應，好像不管遇到什麼事情都得馬上去做一樣。還有，盡可能注意不要把這個冥想練習也變成另一件現在必須去做的「事情」，因爲它並不是一個行動，它是一種「同在」，和自己的狀態同在。

當我們在指導病人團體進行八週的內觀課程時，我們發現在每一次課程開始之前，一定要先再次自我提醒：我們要的到底是什麼，以及眞正的「目標」在哪裡？同樣的道理，我們也建議你在每一週開始之前，重新複習本書中相關的章節，爲了幫你做到這一步，在每一週的建議課程前面，我們會把這些相關的章節放在標題處以茲強調。如果你還沒有做過每一章所提到的附加練習，現在正是把這些活動加進來一起練習的絕佳時刻。

最後這點很重要，記住，你並不需要認爲自己應該感覺這些練習是很愉快的；事實上，你完全不需要喜歡這些練習。這項挑戰不過是要你持續八週都進行這些練習，設法讓自己能全心全意地遵照指示，並且在練習的過程中先暫時不多加批評而已，你一點都不需要喜歡它。盡所能地放掉你可能設下的目標，即使是連「想讓自己更好」這樣的目標也都放下，然後看看會發生什麼事，分分秒秒、日復一日、週復一週。這個訓練、這個和自己在一起、爲自己花上一點時間的基本活動，將變成你生命中很親密的部分，也會融入日常生活中。每天帶著這樣的目標不間斷地保持練習，卻不需要讓它變成死板的例行公事。這項邀請，是希望你能打開心胸接受新事物，因爲每一個時刻都是嶄新、獨特而唾手可得的。

在這次的冒險旅程中，我們要造訪自己，並且看看我們是如何全然地活著，或者可以如何全然活著。你要負責的，就只有你帶進練習的東西，也就是你的輸入，而產出的成果，或者說結果，有些時候可以預期，而在某些時候則是完全無法預期的。對我們每一個人來說，任何結果都是獨一無二的，而且這些結果無論如何都會持續地發生變化，沒有人可以事先知道在未來的某個時刻會發現什麼。我們所做的一切都是針對「現在」，如果可以活在當下的此時此刻，並且如實地與現存事物共處，這就是我們要練習的功課，其餘的事情自然有其解決之道，無須我們掛心。

其次重要的事情是每天都要練習，即使有些日子可能只有五分鐘的時間也好。記得**最重要的事情是，眞正的練習就在你自己的生活裡**。

第一週（第三章、第五章）

正式練習的第一週，我們建議你做**身體掃描**，不管你喜不喜歡，還是要每天做一次。你需要做個實驗，看看一天之中什麼時候才是做這個練習的最佳時段。但千萬要記住，練習的目的是要「保持覺醒」，而不是沉入夢鄉，如果你很難保持清醒，試著在練習時睜開眼睛。

爲了在日常生活中繼續磨練內觀的功夫——我們稱之爲非正式的練習，你可以嘗試把時時刻刻的覺察運用在每天的例行事務中，像是刷牙、淋浴、擦乾身體、穿衣服、吃飯、開車或是倒垃圾。這些可以拿來練習的活動是列不完的，但重點是把注意力集中於**當你正在做某件事情的時候，能知道自己正在做著這件事**，同時也要隨時注意到自己正在想些什麼以及有

內觀計畫
八週練習一覽表

週別	每日練習內容
一	身體掃描 在每天的生活中保持內觀
二	身體掃描 愉快事件週曆 十分鐘靜坐，加上對呼吸的覺察
三	內觀式站立瑜伽、呼吸與身體的內觀練習 瑜伽（見內文第163頁） 不愉快事件週曆 三分鐘呼吸空檔練習
四	內觀式站立瑜伽、呼吸與身體 覺察愉快／不愉快的感受 三分鐘呼吸空檔練習
五	呼吸與身體的內觀練習，探索一個困難事件 三分鐘呼吸空檔練習，開啓身體之門
六	呼吸、身體、聲音及想法的內觀練習 三分鐘呼吸空檔練習，開啓身體之門
七	隔日的交替練習： 1. 可做各種不同內容的冥想（每天進行四十分鐘） 2. 呼吸、身體、聲音及想法的內觀練習 三分鐘呼吸空檔練習，開啓身體之門
八	往後的一生： 挑選一種正式及日常的內觀練習模式，讓自己能夠持續練習下去

愉快事件週曆

當令你愉快的事件正在發生時，去覺察它。利用下面這些問題，讓覺察力聚焦於這些正在發生的事情所帶給你的經驗感受。事後愈快記錄下來愈好。

這個經驗是什麼？	在這個經驗中，你的身體感覺如何？寫下細節。	有什麼想法或心中的影像伴隨著這個事件出現？（直接寫下想法；描述那個影像）	有什麼樣的心情、感受和情緒伴隨著這個事件出現？	當你正在寫這些內容時，現在心裡出現什麼想法？
例子 下班回家的路上——停下腳步，聆聽小鳥唱歌	滿臉愉快，感覺到肩膀鬆弛下來，嘴角上揚	「眞棒呀！」「好可愛喔！」（指小鳥）「這個時間待在戶外眞舒服。」	輕鬆，愉快	這其實只是一件小事情，但我還是很高興我注意到它了。
星期一				
星期二				
星期三				

愉快事件週曆

這個經驗是什麼？	在這個經驗中，你的身體感覺如何？寫下細節。	有什麼想法或心中的影像伴隨著這個事件出現？（直接寫下想法；描述那個影像）	有什麼樣的心情、感受和情緒伴隨著這個事件出現？	當你正在寫這些內容時，現在心裡出現什麼想法？
星期四				
星期五				
星期六				
星期日				

引自《是情緒糟，不是你很糟：穿透憂鬱的內觀力量》，馬克．威廉斯、約翰．蒂斯岱、辛德．西格爾及喬．卡巴金，吉爾佛出版社，版權所有，2007年。

什麼感覺。你會發現以下的做法相當有幫助：每週找一件像是刷牙之類的例行活動，然後看看自己是否記得在做這件事情時，能夠完全沉浸在這個活動當中。每一次做這件事情的時候，就盡可能地去做。當然了，要這麼做並不是很容易，所以一時忘記然後又重新記起來，也會變成這項練習重要的一部分。除此之外，你也可以試著在一週當中，至少用內觀的方式來吃一頓飯看看。

第二週（第四章）

每天仍要持續練習**身體掃描**，這項練習的好處有時候並不是很容易看得出來，因此有幫助的是記得身體掃描是最基礎的內觀練習。除了身體掃描之外，在一天中的其他時候，如果你有時間坐下來十分鐘，就可以練習**內觀式呼吸**。

在第二週的非正式練習中，我們建議你擴大你的每日內觀活動，也就是從每天都會進行的例行活動中再多增加一項進來，而且在從事這項活動時，特別注意把心思放在當下並保持專注，就好像你在做第一週練習時所選擇的那項活動時一樣。另一個點子也不錯，那就是每一天試著去覺察一件令人**愉快**的事，並且在它**發生的時候**就注意到它。把那週記錄下來，然後寫下那個經驗。你是否真的能夠在這件事正在發生的時候就覺察到它（原本的任務是這樣設定的沒錯，但實際上卻不一定總是能做得到）？你的身體當時有什麼感受？有哪些念頭及感覺冒出來？還有，當你正把這些事情寫下來時，你的心中又閃過了哪些想法？我們在第二九八—二九九頁提供了週曆紀錄的示範。

第三週（第六章、第九章）

我們建議你在第三週先把身體掃描的練習暫停下來，改用一段較長時間的靜坐來取代，並且在每次靜坐前都先做十分鐘左右的瑜伽，要溫和地、內觀地做。你可能會發現最簡單的方法就是先確定你打算靜坐的地方已經準備好了，然後直接進行**內觀的站立瑜伽**、**呼吸的內觀練習**，和**呼吸與身體的內觀練習**。如果你希望在練習中更深入地探索內觀式瑜伽，那麼你可以在www.mindfulnesscds.com這個網站中找到兩個檔案，其中各有四十五分鐘的指令，來自同一系列的內觀式瑜伽練習，這是我們在進行「正念減壓療法」（MBSR）及「以內觀爲基礎的認知治療」（MBCT）時採用的，而這兩個計畫是我們跟喬・卡巴金在合作「引導式的內觀冥想練習課程」系列裡的一部分。在「和馬克・威廉斯一起做內觀練習」的五片裝CD中，你可以找到在牛津開設以內觀爲基礎之認知治療課程中所使用的內觀瑜伽練習，你可以透過牛津認知治療中心（Oxford Cognitive Therapy Centre, www.octc.co.uk）來取得這個產

不愉快事件週曆

當令你不愉快的事件正在發生時，去覺察它。利用下面這些問題，讓覺察力聚焦於這些正在發生的事情所帶給你的經驗感受。事後愈快記錄下來愈好。

這個經驗是什麼？	在這個經驗中，你的身體感覺如何？寫下細節。	有什麼想法或心中的影像伴隨著這個事件出現？（直接寫下想法；描述那個影像）	有什麼樣的心情、感受和情緒伴隨著這個事件出現？	當你正在寫這些內容時，現在心裡出現什麼想法？
例子 在銀行裡排隊時，後面的人一直把我往前推擠	我的眼睛周圍都很緊繃，下頷收緊，肩膀不情願地垂下來	「我應該更強硬一點！」「有些人就只想到自己。」「如果我看起來不是這麼不起眼，別人就不會對我這麼粗魯。」	我感到生氣，也覺得被欺負了。然後，我爲了沒有保衛自己的權益而感到內疚。	「如果有些事情看起來是不公平的，我總是先責怪自己。」
星期一				
星期二				

不愉快事件週曆

這個經驗是什麼？	在這個經驗中，你的身體感覺如何？寫下細節。	有什麼想法或心中的影像伴隨著這個事件出現？（直接寫下想法；描述那個影像）	有什麼樣的心情、感受和情緒伴隨著這個事件出現？	當你正在寫這些內容時，現在心裡出現什麼想法？
星期三				
星期四				
星期五				
星期六				
星期日				

引自《是情緒糟，不是你很糟：穿透憂鬱的內觀力量》，馬克・威廉斯、約翰・蒂斯岱、辛德・西格爾及喬・卡巴金，吉爾佛出版社版，權所有，2007年。

品。記得在練習瑜伽時，只做那些你覺得身體可以應付得來的動作就好，而且總是寧可保守估計自己的能力。當你在進行練習的時候，要小心聆聽身體所傳達的訊息。同時也要記得，如果你有慢性疼痛、任何肌肉骨骼方面的問題，或和肺部或心臟相關的疾病，一定要事先詢問你的醫生或物理治療師，看看你是否可以練習這些瑜伽動作。

第三週是練習三分鐘呼吸空檔（第九章）的絕佳時機，我們建議你事先找好幾個固定的時段，然後每天練習三次。先運用書中的指令來引導自己，直到你有所領會爲止，接下來就練習給自己下同樣的指令。

在第三週的非正式練習中，每天都嘗試仔細覺察自己對於某一件感到不愉快或有壓力的事件有什麼樣的體驗。就像第二週記錄那些令人愉快的事情一樣，你也要觀察並且記錄這些令人不悅的事件。在第三〇二—三〇三頁是我們提供的週曆示範。

第四週（第六章、第七章）

在第四週的日常練習中，我們建議你繼續按照**內觀式瑜伽**、**呼吸的內觀練習**，以及**呼吸與身體的內觀練習**這樣的順序實行下去。在這週當中，看看你是否可以讓自己在做這些練習的時候，能夠時時刻刻去聆聽那些愉快和不愉快的感覺（第六章）。如果你在練習內觀時，能夠覺察那些特別強烈或不舒服的經驗，或者任何強烈的嫌惡或反感的感覺，那麼也許可以試著把它們當成進行自我實驗的大好機會，讓自己在面對這些比較不好處理也不受歡迎的情境時，能夠試著練習用一些較有技巧的方式來**回應**，而不僅僅只是習慣性地直接**反應**。

每天繼續在預定好的規律時間點，好好練習三次的**呼吸空檔**。除此之外，你也應該開始嘗試在生活當中，對那些令人不悅的壓力事件採取有意識的回應。在做這個練習的時候，要是你注意到自己愈來愈難留在當下，甚至開始感覺到很不快樂、有壓力或是失去平衡，那就隨時進行三分鐘呼吸空檔。

第五週（第七章）

在第五週，我們要先暫停內觀式瑜伽的練習，不過如果你想做的話，永遠都可以繼續練習。然而，本週的正式練習，主要焦點是要放在讓自己對於嫌惡反應變得更加敏銳，並且著重帶著更大的寬容與接納，培養出回應這些不愉快感受的溫和方式。我們的建議是每天都進行**呼吸的內觀練習**以及**呼吸與身體的內觀練習**，然後刻意把一些困難和擔心的想法帶入心中來繼續練習。採用第七章的建議，當面對不愉快感受和身體知覺時，你可以嘗試及實驗採取更和緩及溫柔的方式來回應。在這個探索的過程中，記得也要按照第七章的指導原則，好好照顧自己。在以這種方式練習和困難或擔心共處約五分鐘之後，你可能會發現接下來用三分鐘的呼吸空檔進行每日靜坐，將會是一個很好的句點。

和在第四週時一樣，每天繼續在預定好的時間，做三次的三**分鐘呼吸空檔練習**，同時也在任何你開始覺察到不愉快感覺的時刻做此練習。在本週，你也可以開始嘗試練習「開啓身體之門」（第九章）。

第六週（第八章）

在第六週，我們的練習重點將放在思考上面。在日常的正式練習方面，我們建議你按照以下順序每天進行一遍：**呼吸的內觀練習**、**呼吸與身體的內觀練習**、**聲音與想法的內觀練習**、**無揀擇的覺察**。在做完最後一個練習之後，讓自己繼續停留在安靜之中持續一段時間，然後按照第九章所談到的要點來接續練習。你可能會發現再進行一次三分鐘呼吸空檔來當作尾聲，會很有幫助。

繼續沿用先前排定的時程表，每天做三次的**呼吸空檔練習**，此外每次經驗到不愉快感受時，也要做此練習，此時出現在當下的想法，可能會是你這週想要特別著重的焦點。其中的一個做法就是遵循，我們稱之爲「開啓思考之門」（第九章）的練習。

進行到現在，你可能會開始想要自己決定何時是練習的好時機、要練習些什麼以及要練習多久。通常進行了四或五週之後，許多人就會覺得已經準備好要開始調整冥想練習以逐步符合個人的需要，並且把我們的指示當成是一種建議而已。到了第八週的尾聲時，我們的目標是要讓你可以發展出自己的練習方式，調整原本的練習以合乎你的時程表、你的需求以及你個人的氣質，看看如何整合正式練習和非正式練習的技巧，對你最有幫助。

第七週（第三章、第九章）

爲了鼓勵你自行決定練習的方向，如果可能的話，本週練習時請以輪流間隔一天的方式，讓自己在其中一天自行決定做什麼練習，隔天則照常。在這些自行決定如何練習的日子裡，我們建議你每天花上整整四十分鐘的時間來練習靜坐、內觀式瑜伽，以及身體掃描，你可以決定如何搭配這些活動。我們鼓勵你大膽實驗看看，也許同一天內可以同時進行兩到三項練習；也許在某一天，你可以先做十分鐘的瑜伽，緊接著馬上做二十分鐘的靜坐冥想，然後在當天的其他時間再做個十分鐘的身體掃描；在另外一天，花了十分鐘進行呼吸的內觀練習之後，你可以把剩下的時間都拿來靜坐，同時進行無揀擇的自我覺察。

在照常練習的那一天，我們建議你先按照第六週的建議來進行正式練習，然後再接著看看要不要做一遍無揀擇的自我覺察，或者也可以回頭去做呼吸的覺察就好。

在現在這個時候，你會發現重新閱讀第九章，並好好思考你所進行的三分鐘呼吸空檔練習，會對你很有幫助。請繼續規律地按照預定時間，每天做三次的呼吸空檔練習。在這週當中，當你採用呼吸空檔練習來回應那些令你不愉快的事件時，記得要著重在「開啓熟練行爲之門」（第九章）的這個選擇上面。

第八週（第十章）

本計畫的第八週是爲你自己做決定的時候了，你要做的決定包括要把哪些活動安排在每天的內觀練習模式中，只要你覺得某個內觀練習非常有價值，自己往後應該繼續練習，就可以把它放進去。此時也是一個回顧所有正式練習的良好時機，包括身體掃描，不管用什麼順序或怎麼組合，都任君選擇。當然，你最後選擇的練習模式，可能只是做所有練習活動中的其中一項或某幾個部分，而沒有完全遵照我們的指導語。但是在我們的經驗當中，毫無例外地，幾乎所有人都發現把呼吸空檔練習納入每天的練習之中，是非常重要且很有收穫的。在第十章中（詳「每日的內觀」一欄），你將會找到更多建議，讓你維持內觀練習的動力，並且在多年之後還能讓此動力更加強大。

第八週是我們所建議正式練習的最後一週，但也是你開始完全靠自己練習的第一週。我們會告訴個案，其實第八週眞正代表的是你接下來的人生。它是一個値得注目的結束，但不意味著什麼事情都完結了，因爲它也是一個嶄新的開始。生活仍持續進行，呼吸也繼續進行，我們的時時刻刻也不斷開展著。這樣的練習並不會因爲我們已經一起走到旅程的這個時刻而宣告終止。

現在，可以說你已能夠穩當地擔任掌舵者的角色，但此時又可能還是覺得自己是個徹頭徹尾的新手，太早被放牛吃草，自生自滅。你會有這種感覺是很自然的，同時這種感受也是很符合現實的，因爲一方面內觀的練習是永遠沒有盡頭的，而另一方面，在自我成長的過程中，每個人又都深具潛力。但是如果到目前爲止，你已經能夠用一種有紀律的規律方式來做練習，就像我們一直鼓勵的，那麼很有可能你已經領略到相當多此時此刻的豐富內涵，想要繼續讓自己的生活維持在這種狀態。這種狀態尊崇同在，而不管我們正處於什麼樣的內在或外在行動，都讓它們從同在當中溢流而出。如今，無論你那思考、批判的心智相不相信，你已經擁有足夠的技巧和經驗來保持這樣的動力了，這都是在這八週中透過自己的努力發展出來的。而這樣的動力還會伴隨著你心中與生俱來的智慧，一起繼續指引和形塑內觀練習的深入程度，並且幫助你無論在任何情況下，都能完全地擁抱這趟我們稱爲生命的探險進行式。

當今所有冥想老師（包括我們自己在內）都會鼓勵學生，要從忙碌的生活當中，每天都挪出一些時間來做某些正式的冥想練習，像是靜坐、覺察呼吸等等。我們能花多少時間在這些練習上並不是重點，不管時鐘上顯示練習的時間有多短暫，眞正重要的是我們努力暫停所有的行動，每天練習。總結來說，內觀與時間無涉，它只關乎此時此刻。因此，即使只有須臾時刻，只要你眞正帶著覺察身處其中，處於同在模式，那麼這些時刻將能深切地讓你重新定位自己，並具有療癒的效果。然而，爲了能夠眞正對心智和身體的全貌有所認識，很重要的原則是要定期地造訪，甚至可以說要採取長期居留的方式，而不能只是當個走馬看花的觀光客。去學習你的心智或身體的「語言」，遲早會變成很重要的事，就好像如果你想要把一種外國語言講得很流利，那麼讓自己的生活浸淫其中並且不斷地使用它，就變得非常重要了，因爲流利來自於不斷練習。

如果你規律地培養自己的內觀能力，你一定會發現到自己的心智擁有深奧的內在資源，但你之前卻毫不知情；或者雖然知道，但大概不清楚可以有計畫性地從理智、心靈以及身體的深處提取這些內在資源，並且有智慧地使用它們來造福自己，或讓其他人受益。你可能會突然發現，自己正驚喜地用著一種充滿新鮮感且更清晰的觀點，探索生活中的許多情境，而這並未經過要求，就這麼自然而然地發生了。當這些內在資源在你的心靈和頭腦中創造出一個空間，並且伴隨著一種自由的感覺——無論眼前發生什麼事，你都能以一種更有智慧的方式來看待它，並且在適當的時機放下它，然後用之前看來似乎做不來或是想像不到的方式，繼續在人生中前進，這樣的改變會讓你大大地驚訝。你正在探究的是個人的內在智慧，它可以轉化你的情緒和生活。一旦你品嚐過這個滋味，並且開始看出這座智慧之井還可以掘得更深時，你的世界將完全改觀。

【附錄一】

英文參考書目

- Bear, Ruth. *Mindfulness-Based Treatment Approaches: Clinician's Guide to Evidence Base and Applications*. Academic Press, 2005
- Bennet-Goleman, Tara. *Emotional Alchemy: How the Mind Can Heal the Heart*. Harmony Books, 2001
- Brach, Tara. *Radical Acceptance*. Bantam, 2004
- Feldman, Christina. *The Buddhist Path to Simplicity: Spiritual Practice for Everyday Life*. Element, 2004
- Germer, Christopher, et al. (Eds.). *Mindfulness and Psychotherapy.* Guilford Press, 2005
- Goldstein, Joseph, and Kornfield, Jack. *Seeking the heart of wisdom.* Shambhala, 2001
- Greenberger, Dennis, and Padesky, Christine. *Mind Over Mood*. Guilford Press, 1995
- Hanh, Thich Nhat. *The Miracle of Mindfulness: A Manual on Meditation.* Beacon Press, 1999
- Hayes, Steven, et al. (Eds.). *Mindfulness and Acceptance: Expanding the Cognitive-Behavioral*

Tradition. Guilford Press, 2004

- Hayes, Steven. *Get Out of Your Head and Into Your Life: The New Acceptance and Commitment Therapy*. New Harbinger, 2005
- Kabat-Zinn, Jon. *Coming to Our Senses: Healing Ourselves and the World through Mindfulness*. Hyperion, 2005
- Kabat-Zinn, Jon. *Full Catastrophe Living: Using the Wisdom of Your Body and Mind to Face Stress, Pain, and Illness*. Delta, 1990
- Kabat-Zinn, Jon. *Wherever You Go, There You Are: Mindfulness Meditation in Everyday Life*. Hyperion, 1994
- Kabat-Zinn, Myla and Jon. *Everyday Blessings: The Inner Work of Mindful Parenting*. Hyperion, 1997
- Kornfield, Jack. *A Path with Heart*. Bantam, 1993
- Linehan, Marsha. *Skills Training Manual for Treating Borderline Personality Disorder*. Guilford Press, 1993
- Nolen-Hoeksema, *Overthinking: Women Who Think Too Much*. Henry Holt, 2002
- Rosenberg, Larry (with David Guy). *Breath by Breath: The Liberating Practice of Insight*

Meditation. Shambhala, 1998

- Salzberg, Sharon. *Loving Kindness: The Revolutionary Art of Happiness*. Shambhala, 1995
- Santorelli, Saki. *Heal Thy Self: Lessons on Mindfulness in Medicine*. Bell Tower, 1999
- Schwartz, Jeffrey, and Begley, Sharon. *Mind and Brain: Neuroplasticity and the Power of Mental Force*. Regan, 2003
- Segal, Zindel; Williams, Mark; and Teasdale, John. Mindfulness-Based Cognitive Therapy for Depression. Guilford Press, 2002
- Siegel, Dan. *The Mindful Brain: Reflections and Attunement in the Cultivation of Well-Being*. Norton, 2007 (expected date)

【附錄二】

延伸閱讀

- 《憂鬱症的內觀認知治療MBCT》（2008），西格爾、威廉斯、蒂斯岱（Zindel V. Segal、J. Mark G. Williams、John D. Teasdale），五南
- 《當下，繁花盛開》（2008），喬・卡巴金（Jon Kabat-Zinn），心靈工坊
- 《情緒療癒》（2004），丹尼爾・高曼（Daniel Goleman），立緒
- 《覺察：品嚐自在合一的佛性滋味》（2002）奧修（Osho），生命潛能
- 《鑽石途徑I：現代心理學與靈修的整合》（2004）阿瑪斯（A. H. Almaas），心靈工坊
- 《鑽石途徑II：存在與自由》（2004）阿瑪斯（A. H. Almaas），心靈工坊
- 《憂鬱症最新療法：人際心理治療的理論與實務》（2006）史都華、羅伯森（S. Stuart & M. Robertson），心理
- 《自我傷害的評估與治療》（2002）西蒙、赫蘭德（Daphne Simeon、Eric Hollander），五南
- 《失序的人格——人格疾患的評估與治療》（2007）羅賓森（David J. Robinson），五南
- 《存在禪：活出禪的身心體悟》（2002）艾茲拉・貝達（Ezra Bayda），心靈工坊

• 《正念的奇蹟：每日的禪修手冊》（2004）一行禪師（Thich Nhat Hanh），橡樹林
• 《正念的四個練習》（2005）喜戒禪師（Venerable U Silananda），橡樹林
• 《當生命陷落時：與逆境共處的智慧》（2002）佩瑪・丘卓（Pema Chödrön），心靈工坊
• 《不逃避的智慧》（2005）佩瑪・丘卓（Pema Chödrön），心靈工坊
• 《覺醒風：東方與西方的心靈交會》（2009）約翰・威爾伍德（John Welwood），心靈工坊
• 《心態，決定幸福：10個改變人生的承諾》（2008）大衛・賽門（David Simon），心靈工坊

心靈工坊 PsyGarden
Holistic 051

是情緒糟，不是你很糟：穿透憂鬱的內觀力量

The Mindful Way through Depression: Freeing Yourself from Chronic Unhappiness

著—馬克・威廉斯（Mark Williams, PhD）、約翰・蒂斯岱（John Teasdale, PhD）、
辛德・西格爾（Zindel Segal, PhD）、喬・卡巴金（Jon Kabat-Zinn, PhD）
譯—劉乃誌、林肇賢、王韋婷、梁記雯、涂珮瓊、呂嘉寧、黃君瑜
審閱—許文耀

出版者—心靈工坊文化事業股份有限公司
發行人—王浩威　總編輯—徐嘉俊
執行編輯—裘佳慧　特約編輯—黃素霞
內文排版—辰皓國際出版製作有限公司
通訊地址—10684台北市大安區信義路四段53巷8號2樓
郵政劃撥—19546215　戶名—心靈工坊文化事業股份有限公司
電話—02）2702-9186　傳真—02）2702-9286
Email—service@psygarden.com.tw　網址—www.psygarden.com.tw

製版・印刷—彩峰造藝印像股份有限公司
總經銷—大和書報圖書股份有限公司
電話—02）8990-2588　傳真—02）2290-1658
通訊地址—248台北縣新莊市五工五路2號（五股工業區）
初版一刷—2010年3月 初版三十八刷—2024年3月
ISBN—978-986-6782-79-4　定價—350元

國家圖書館出版品預行編目資料

是情緒糟，不是你很糟：穿透憂鬱的內觀力量／馬克・威廉斯（Mark Williams）等著；劉乃誌等譯 -- 初版. -- 臺北市：心靈工坊文化，2010. 03.
面；　公分. --（Holistic；051）
譯自The mindful way through depression: freeing yourself from chronic unhappiness
ISBN 978-986-6782-79-4（平裝）
1. .憂鬱症　2.快樂　3.注意力　4.認知治療法

415.985　　99002999

心靈工坊 PsyGarden 書香家族 讀友卡

感謝您購買心靈工坊的叢書，爲了加強對您的服務，請您詳填本卡，
直接投入郵筒（免貼郵票）或傳眞，我們會珍視您的意見，
並提供您最新的活動訊息，共同以書會友，追求身心靈的創意與成長。

書系編號—HO051 書名—是情緒糟，不是你很糟：穿透憂鬱的內觀力量

姓名 是否已加入書香家族？□是 □現在加入

電話 (O) (H) 手機

E-mail 生日 年 月 日

地址 □□□

服務機構（就讀學校） 職稱（系所）

您的性別—□1.女 □2.男 □3.其他

婚姻狀況—□1.未婚 □2.已婚 □3.離婚 □4.不婚□5.同志 □6.喪偶 □7.分居

請問您如何得知這本書？

□1.書店 □2.報章雜誌 □3.廣播電視 □4.親友推介 □5.心靈工坊書訊
□6.廣告DM □7.心靈工坊網站 □8.其他網路媒體 □9.其他 ________

您購買本書的方式？

□1.書店 □2.劃撥郵購 □3.團體訂購 □4.網路訂購 □5.其他 ________

您對本書的意見？

- 封面設計 □1.須再改進 □2.尚可 □3.滿意 □4.非常滿意
- 版面編排 □1.須再改進 □2.尚可 □3.滿意 □4.非常滿意
- 內容 □1.須再改進 □2.尚可 □3.滿意 □4.非常滿意
- 文筆／翻譯 □1.須再改進 □2.尚可 □3.滿意 □4.非常滿意
- 價格 □1.須再改進 □2.尚可 □3.滿意 □4.非常滿意

您對我們有何建議？

▲您的意見，我們將轉貼在心靈工坊網站上，www.psygarden.com.tw

廣	告	回	信
台北郵局登記證			
台北廣字第1143號			
免	貼	郵	票

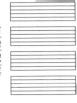

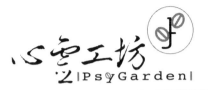

心靈工坊 PsyGarden

台北市106 信義路四段53巷8號2樓

讀者服務組　收

（對折線）

加入心靈工坊書香家族會員
共享知識的盛宴，成長的喜悅

請寄回這張回函卡（免貼郵票），
您就成爲心靈工坊的書香家族會員，您將可以——

⊙隨時收到新書出版和活動訊息

⊙獲得各項回饋和優惠方案

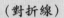